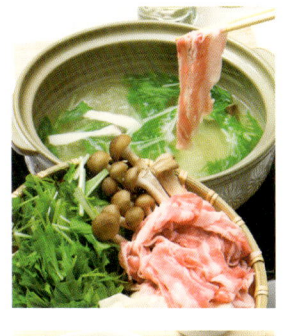
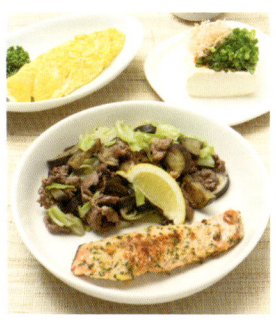
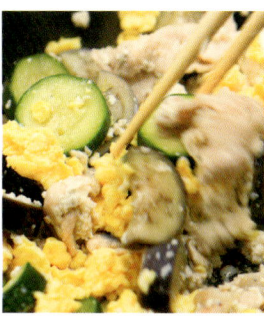
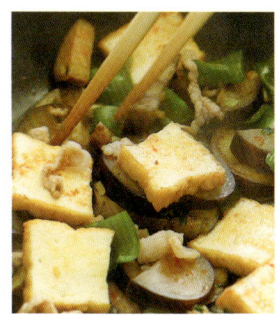
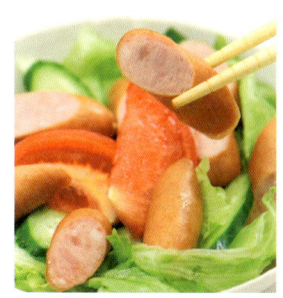
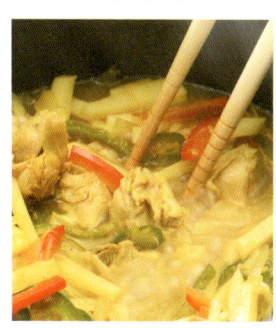
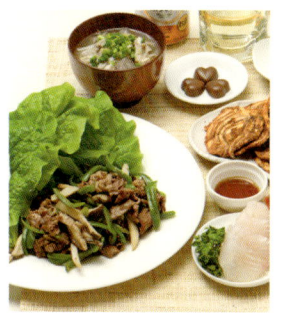
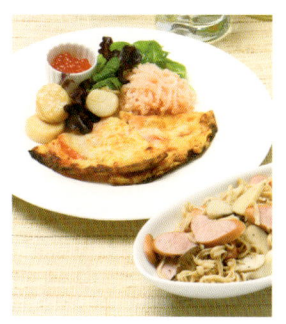

# 高雄病院 Dr.江部が食べている「糖質制限」ダイエット

## 1ヵ月献立レシピ109

（財）高雄病院理事長
**江部康二**

講談社

# 糖質制限を考えない ダイエットは時代遅れ！

## 糖質カット食品が注目されるわけ

「血糖値を上げるのは糖質だけで、脂質・たんぱく質は上げない」というのが、米国糖尿病学会が認める生理学的事実です。しかし日本の医学部や栄養士の学校ではこのような基本的なことを教育しません。従って医師・栄養士のほとんどがこの事実を知らなかったのです。一方この1～2年、テレビ・新聞・雑誌などのマスコミが、こぞって糖質制限食を取り上げ、世間一般の認知度は格段に上がりました。特に、2012年は、糖質制限食普及において、飛躍の年となりました。2012年1月15日、京都国際会館で開催された第15回日本病態栄養学会年次学術集会において「糖尿病治療に低炭水化物食は是か？非か？」というディベートセッションが行われ、私は是側の演者として講演しました。通常は3000人規模の学会に4000人の医師・栄養士が参加し大きな反響を巻き起こしました。このことは糖質制限食が医学界の表舞台に初登場したという意味で、大きな一歩といえます。医学界にも爆発的に糖質制限食が広がり始めていて「血糖値を上げるのは糖質だけ」といった知識を勉強して自分のものとしている医師・栄養士も増えています。糖尿病の治療食として画期的な成果を上げてきた糖質制限食ですが、実はダイエットや生活習慣病改善にも大きな効果があります。市販されている商品として糖質ゼロ発泡酒や糖質ゼロゼリーなどがありますが、最近とみにその種類が増えています。食品メーカーは血糖値の改善を目指して糖質カット食品を生産しているのではなく、単純に糖質分のカロリーを減らすとダイエットにいいという考えです。消費者は血糖値改善目的とダイエット目的の両者で利用しています。

### 次の人は本書で提唱する「糖質制限食」が行えません

1. 腎臓に何かの疾患があり、血液検査で腎機能が低下している人
2. すい臓に炎症があり、血液検査で活動性が確認されている人
3. 肝硬変の人
4. 長鎖脂肪酸代謝異常症の人

※糖尿病の患者さんで内服薬やインスリンの注射をしている人は、「糖質制限食」で低血糖になる恐れがあります。実施する際は必ず医師に相談してください

## 食べ過ぎた糖質が肥満ホルモンを大量に出させる

過去の常識では脂質の摂取が肥満を生じるとされてきましたが、それは神話に過ぎなかったことが、信頼度の高い疫学的研究により証明されました。322人2年間の研究（ニューイングランド・ジャーナル、2008年7月号掲載論文）で、1日の総摂取カロリーは糖質制限食群のほうが多かったのに、総摂取カロリーが少なかった脂肪制限食群より、体重減少効果が大きかったのです。ここに「糖質・脂質・たんぱく質の何を食べても、摂取カロリーが一緒なら体重への影響も一緒」というカロリー神話は崩壊しました。

何故、総摂取カロリーが多かった糖質制限食のほうが、総摂取カロリーが少なかった脂質制限食より体重減少効果が大きかったのか、糖質摂取が肥満につながる生理学的なメカニズムを考えてみます。糖質を摂取すると血糖値が急激に上昇して、インスリンが大量に追加分泌されます。そうすると筋肉細胞が血糖を内部に取り込んでエネルギー源としたあとグリコーゲンとして蓄積します。グリコーゲンはブドウ糖の集合体です。この一連の経過により血糖値はあるていど下がりますが、まだ余っている血糖は脂肪細胞に取り込まれて、中性脂肪として蓄えられます。インスリンと

いうのは、血糖値を下げる唯一のホルモンですが、肥満ホルモンという別名を持っているのはこのためです。インスリンには24時間少量ずっとでている基礎分泌と糖質を食べたとき大量にでる追加分泌の2種類があります。脂質を食べてもインスリンは全く分泌されません。たんぱく質摂取はごく少量のインスリンを分泌させます。このように糖質だけが肥満ホルモンのインスリンを大量に分泌させて、中性脂肪を蓄える働きがあるのです。わかりやすく言うと、農耕前の700万年間は糖質は中性脂肪に変わるためのラッキー食材であったと言えます。すなわち農耕前は穀物はないので、糖質の多い食材は果物、ナッツ類、山芋など根茎類で、時々手に入るラッキー食材です。そしてラッキー食材を得て、中性脂肪を蓄えることは、農耕前においては、「飢餓」に備える唯一のセーフティーネットだったのです。当時のインスリンは血糖を下げる役割より中性脂肪を蓄える役割のほうが人類の生存には役だったと思います。

# 目次

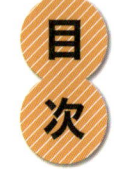

糖質制限を考えないダイエットは時代遅れ！ …… 2

01 糖質制限がカロリー制限よりもやせる5つの理由 …… 6

02 勝手な思い込みは危険　自己流"糖質制限"にご注意！ …… 8

03 美味しく楽しく末長く「糖質制限」生活10箇条 …… 10

04 目的に応じて　糖質制限は3タイプから選ぶ …… 12

05 おぼえておきたい　食べてはいけない食品 …… 14

06 おぼえておきたい　糖質の少ない食品 …… 16

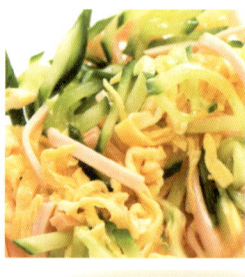

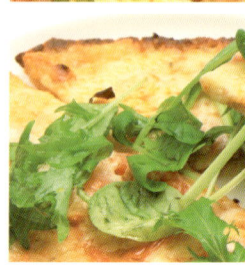

## 1カ月密着 Dr.江部「糖質制限」食生活 (19)

Dr.江部の「糖質制限」基本ルール …… 20

Dr.江部の1ヵ月間「糖質制限」日誌 …… 22

成功の秘訣　糖質制限に便利な
ファミレス・コンビニ・市販品の活用 …… 23

お取り寄せできる！　糖質制限食材 …… 24

## Dr.江部が食べている！自宅「糖質制限」レシピ (30)

※合計糖質量にお酒の糖質は含まれていませんが、お酒の糖質量を含めて1食の糖質量は20g以下です。

- 「八宝菜とイカ・アスパラ炒め」定食 …… 30　total 糖質 16.1g
- 「大豆麺のピリ辛明太子パスタ」定食 …… 32　total 糖質 12.2g
- 「鶏の空揚げと牛肉のポン酢がけ」定食 …… 34　total 糖質 19.5g
- 「豚のしょうが焼きとおかずたっぷり」定食 …… 36　total 糖質 13.12g
- 「牛肉・ピーマン・なす・にんじん炒め」定食 …… 38　total 糖質 15.5g
- 「すき焼きと鰻の白焼きの豪華」定食 …… 40　total 糖質 13.85g
- 「揚げなすと金平ごぼう」定食 …… 42　total 糖質 12.86g
- 「厚揚げと牛肉野菜炒め」定食 …… 44　total 糖質 11.96g
- 「ぶりの照り焼きおろし添え」定食 …… 46　total 糖質 8.2g

# Dr.江部が食べている！ 高雄病院「糖質制限」給食レシピ 64

- 「鯖の竜田揚げと一口豚カツ」定食 ... 48 total 糖質 13.9g
- 「キングサーモンの香草焼き」定食 ... 50 total 糖質 11.2g
- 「豚と水菜ときのこのしゃぶしゃぶ」定食 ... 52 total 糖質 9.3g
- コラム ズッキーニと豚肉のチャンプルー ... 53 total 糖質 5.9g
- 「大豆パスタと貝柱の煮物」定食 ... 54 total 糖質 15.9g
- 「白菜・水菜・豆腐と豚しゃぶ」定食 ... 56 total 糖質 8.0g
- 「牛焼き肉と野菜のチシャ包み」定食 ... 58 total 糖質 13.86g
- 「ササミの紫蘇はさみ揚げ」定食 ... 60 total 糖質 17.7g
- 「ゴーヤ・豚・卵チャンプルー」定食 ... 62 total 糖質 10.0g

- 「蒸し鶏の豆板醤風味」給食 ... 70 total 糖質 9.0g
- 「豚肉のマーボなす」給食 ... 68 total 糖質 8.7g
- 「豚肉とたけのこの味噌炒め」給食 ... 66 total 糖質 11.7g
- 「鶏の空揚げトマト添え」給食 ... 64 total 糖質 10.9g

- 「鶏肉葱ソース」給食 ... 72 total 糖質 9.1g
- 「鶏もも肉のハーブ焼き」給食 ... 74 total 糖質 7.0g
- 病院スタッフお手製「糖質制限なタイカレー」定食 ... 76 total 糖質 13.6g
- 「大根と豚の煮物」給食 ... 78 total 糖質 10.9g
- 「銀鮭の照り焼き」給食 ... 80 total 糖質 8.0g
- 「厚揚げとなすの豆板醤炒め」給食 ... 82 total 糖質 10.3g
- 「鯖の照り焼き」給食 ... 84 total 糖質 8.9g
- 「ハンバーグのブロッコリー添え」給食 ... 86 total 糖質 11.1g

食材の糖質量リスト ... 88

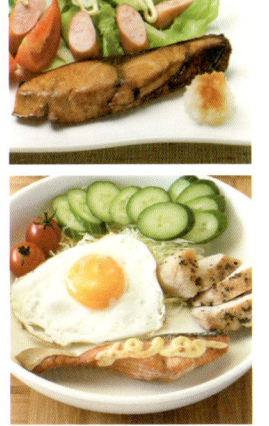

栄養指導／（財）高雄病院　栄養管理部　橋本眞由美
料理製作・レシピ校正／（株）ヘルシーピット　杉本恵子（管理栄養士）、須田涼子（栄養士）、北村友子
写真／江頭徹（講談社写真部）
デザイン・装丁／田中小百合（オスズデザイン）

Introduction 01

## 糖質制限がカロリー制限よりもやせる5つの理由

### 肥満増加の真犯人は糖質 脂肪は無実

これまでの説明で、肥満や糖尿病などの元凶となるのは、脂質ではなく糖質だということがわかります。実際、糖質制限食では糖質を減らす分、相対的に高脂質・高タンパクの食事になりますが、太るどころか、むしろ健康的にやせていきます。その理由は、脂質代謝が活性化するからです。人体に蓄積されているエネルギー源として脂肪とグリコーゲンがありますが、例えば体重50kgで体脂肪率20％の普通の人で脂肪の蓄積としては9万Kcal、グリコーゲンは250gで1000Kcalであり、圧倒的に脂肪の蓄積が多いのです。生理学的にも空腹時には、心筋・骨格筋など体細胞は脂肪酸ーケトン体をエネルギー源としていて、激しい運動時や軽い運動を30分以上持続したとき、そして糖質を食べて血糖が上昇した時のみ、ブドウ糖をエネルギー源とします。ケトン体は脂肪酸の代謝産物から肝臓で生成されます。しかし現代のように3食、パン・ご飯等のデンプンを食べ、砂糖の入った菓子類や飲料を常時摂取するような食生活だと血糖が急激に上昇し食事のたびに多量のインスリンを必要とし、脂肪酸は燃えなくなります。余剰の血糖はインスリンにより脂肪に変換されて体重が増加します。実際、高糖質・低脂質のカロリー制限食より高脂質・低糖質の糖質制限食のほうが肥満の改善効果が高いことは既に証明されているのです。糖質制限食実践により「肥満ホルモンが基礎分泌以外ほとんど出ない」「常に体脂肪が燃えている」「肝臓で糖新生が行われそれにエネルギーを消費」「高タンパク食より食事誘発熱産生（DIT）が昂進する」「ケトン体が尿中や呼気中に排泄される」という5つの利点があるのです。

### やせる理由 01 インスリン（肥満ホルモン）が基礎分泌以外ほとんど出ない。

糖質制限食は摂取する糖質が少ないわけですから、血糖値が上がらず、インスリンが基礎分泌以外はほとんど出なくなります。糖質を摂るとインスリンの追加分泌が10～30倍も出るのに対して、脂質を摂っても追加分泌は出ません。タンパク質はごく少量だけ追加分泌が出ます。インスリンは肥満ホルモンとも呼ばれますが、追加分泌がほとんど出なくなれば、体脂肪が蓄えられにくくなります。

### やせる理由 02 常に体脂肪が燃えている。

糖質制限食では、2つのエネルギー源のうち「脂肪酸ーケトン体」を日常的に上手に使うようになるため、体脂肪が燃えやすくなります。スーパー糖質制限食を実践すると、1日24時間、例えばビーフステーキを食べている最中にも脂肪が燃え続けます。

### やせる理由 03 肝臓で糖新生が行われ、それにエネルギーを消費する。

糖質を摂らないと、血糖が足りなくなる前に、肝細胞内ではアミノ酸や乳酸やグリセロール（脂肪の分解物）などからブドウ糖が作られます（糖新生）。したがって、高血糖は改善されますが、低血糖になる心配はありません。糖新生を行うためには、かなりのエネルギーを消費します。

### やせる理由 04 高タンパク食により食事誘発熱産生（DIT）が昂進する。

高蛋白食となるので、摂食時のDITが通常食に比べて増加します。DITによる消費エネルギーは、実質吸収エネルギーの、糖質は6％、脂質は4％、タンパク質は30％です。

### やせる理由 05 ケトン体が尿中や呼気中に排泄される。→これはごく少量

糖質制限食初期の段階では尿中ケトン体が陽性となります。ケトン体がエネルギーを有して尿中や呼気中に排泄されるのですが、これはごく少量です。
なおアセトン、アセト酢酸、β－ヒドロキシ酪酸を総称してケトン体といいますが、β－ヒドロキシ酪酸はケトン基がなく厳密にはケトン体ではありません。
※たとえひもじい思いをしてカロリー制限をしても、糖質を摂取すれば①②③④⑤の利点は全て失われます。

Introduction

## 02 勝手な思い込みは危険
# 自己流"糖質制限"にご注意！

> 服薬中の人は要注意
> 持病がある人も要注意

糖質制限食で減量しようと考えている人で、糖尿病などの慢性疾患を患っている場合もあると思います。糖尿病で経口血糖降下薬を内服していたり、インスリン注射を打っているときは、糖質制限食でリアルタイムに食後高血糖が改善するので低血糖を生じる恐れがありますので、必ず主治医と相談することが大切で、薬の減量が必要です。血液検査でクレアチニン値が基準値より高値で腎不全があるときは、相対的に高たんぱく食となる糖質制限食は適応となりません。腎臓病学会のガイドラインでは低たんぱく食が推奨されています。膵炎の場合も相対的に高脂質食となる糖質制限食は適応となりません。肝硬変の場合、糖新生が上手くできないので低血糖

の恐れがあり、糖質制限食は適応となりません。長鎖脂肪酸代謝異常症の場合も脂肪の利用が上手くいかないので糖質制限食は適応となりません。

それから糖質依存症の場合、とくに夜中もポテトチップスやパンやお菓子などを食べていて、空腹な時間帯がないような食生活だと糖新生がうまくできなくてまれに低血糖になることがあるので、緩やかな糖質制限からはじめるほうが無難です。薬を使用してない場合は低血糖の心配はほとんどないので、自力で、美味しく楽しく糖質制限食を実践していただけばよろしいです。

あとは、「カロリー無制限に食べる」「甘い物でなければいいと、おかきや煎餅を食べる」「野菜ならOKと根菜のカボチャや人参を食べる」「葉野菜ならOKと、大量に食べる」「玄米や十割蕎麦はOKと食べる」「糖質制限をして、脂質制限もする」といった、自己流間違いに、要注意です。

# 注意! ありがちな自己流糖質制限の間違い!

## 間違い01 カロリー無制限に食べる

糖質制限なので、脂質・たんぱく質は充分量食べていいのですが、さすがに大食は困ります。日本糖尿病学会推奨のカロリー制限食では、通常男性1400〜1800kcal／日、女性1200〜1600kcal／日とされています。カロリー制限する必要はないのですが、厚生労働省のいう標準的な必要摂取カロリーが目安です。年齢により差がありますが普通の身体活動レベルで成人男性で2200〜2650kcal／日、成人女性で1700〜1950kcal／日となります。つまり3000kcal／日も食べたら、いくら糖質制限食でもやせません。

## 間違い02 甘い物でなければいいと、おかきや煎餅を食べる

甘い物、すなわち砂糖は良くないけれど、甘くなければ大丈夫と自己流で思いこんでいる人がいます。おかきや煎餅は甘くなくて砂糖も使ってなくても糖質たっぷりなので、NG食品なのをお忘れなく。

## 間違い03 野菜ならOKと根菜のカボチャや人参を食べる

野菜の中でも根菜類は、糖質含有量が多いので要注意です。筑前煮の彩りに人参少量くらいならOKですが、大量は困ります。100gあたりの糖質含有量が多い根菜は、カボチャ、人参、ゴボウ、レンコン、タマネギなどです。

## 間違い04 葉野菜ならOKと、大量に食べる

葉野菜は、100gあたりの糖質量は少なくて基本OK食材なのですが、大量に食べるのは困ります。例えばキャベツは100gあたり3.4gの糖質で低糖質食なのですが、炒めてかさが減れば量的に300gくらい食べる人がいますので要注意です。

## 間違い05 玄米や十割蕎麦はOKと食べる

ヘルシーなイメージの玄米や十割蕎麦も穀物で糖質たっぷりですので基本NGです。

## 間違い06 糖質制限をして、脂質制限もする

痩せすぎたりへろへろで力が入らないとき、脂質制限もして結果として摂取カロリー不足のことがあるので要注意です。

**一般的に健康的といわれる食品でも糖質量が高い食品はNG!!**

Introduction 03

# 美味しく楽しく末長く「糖質制限」生活10箇条

## 糖質制限食の実際とコツ

糖質制限食の基本的な考え方は、血糖値を上げるのは糖質だけだという生理学的事実をベースに、できるだけ糖質の摂取を低く抑えて、食後高血糖を防ぐというものです。簡単に言えば、主食を抜いておかずばかり食べるというイメージになります。抜く必要がある主食とは米飯・めん類・パンなどの米・麦製品や芋類など糖質が主成分のものです。3食主食抜きのスーパー糖質制限食なら、薬に頼ることなくリアルタイムで良好な血糖コントロールが可能です。し、減量も速やかです。1回の食事の糖質の摂取量を10～20g以下にします。間食は1回の糖質量5gまでとし、1日2回までです。糖質制限食で高血糖は改善しますが低血糖にはなりません。肝臓でアミ

ノ酸などからブドウ糖を作る（糖新生）からです。

あと、昼だけ少量の主食を食べて、朝と夕は抜きのスタンダード糖質制限食、朝と昼は少量の主食を食べて夕は主食抜きのプチ糖質制限食があります。糖尿病の人には、食後高血糖が1日を通して生じないスーパー糖質制限食がお奨めです。ダイエット目的ならスーパー糖質制限食を2週間ぐらい実践してあるていど体重が減少したら、スタンダードやプチで維持するというパターンもあります。従来の糖尿病食のような厳しいカロリー制限をする必要はありません。糖質制限食はカロリー無制限ではありませんが、厚生労働省のいう一般的な標準摂取カロリーの範囲が目安です。ところで意外に糖質含有量が多い食品は昆布で、100g中に30・8gもあります。昆布出汁はOKですが、昆布を食べるのはNGです。胡椒は100g中68・3gと多いのですが、常用量0・1gですので、全く問題はありません。

高雄病院 Dr.江部が食べている 『糖質制限ダイエット』1ヵ月献立レシピ109

# 江部式「糖質制限ダイエット」10箇条

### ルール01 脂質やタンパク質はOK!

お肉や脂ののったお魚は食べることができて豪華な食生活で。カロリー制限食ではNGのビーフステーキ、焼き肉などもOK食品。
魚：肉の摂取比率は1：1。大豆製品もOK。

### ルール02 糖質は極力食べない！
#### 食べるのなら未精製の穀物を少量

穀物、芋などデンプンや砂糖は、糖質たっぷりのNG食品。やむをえず穀物を摂取するときは、運動量に応じて適量の未精製の穀物とする。運動量が少ないほど少量にとどめる。

### ルール03 果汁・清涼飲料水は飲まない！
#### 牛乳・ヨーグルトは100㎖／日（糖質5g）に留める

牛乳・ヨーグルトは100cc／日（糖質5g）にとどめる。カロリーのある飲み物は原則として飲まない。お茶やお水はOK。成分無調整豆乳は100g中に糖質2.9g、150ccまでOK。

### ルール04 野菜・海藻・きのこはOK!
#### ドライフルーツはNG。果物は少量にする

葉野菜はOK、根菜は△、昆布はNG。動物性食品だけの摂取では、ビタミンCが不足。スーパー糖質制限食で野菜を摂取することは、ビタミンC確保の意味あり。

### ルール05 油脂はオリーブ油やエゴマ油を使用
#### マヨネーズ、バターはOK!

オレイン酸・αリノレン酸・EPA・DHAを積極的に摂取。オリーブオイル、エゴマ油や魚油（EPA・DHA）、マヨネーズ・バターはOK。リノール酸の摂りすぎに注意。

### ルール06 お酒は焼酎、ウイスキーなどの蒸留酒を飲む
#### 発泡酒、辛口赤ワインはOK!

蒸留酒、糖質ゼロ発泡酒、辛口ワインはOK。蒸留酒には糖質なし。醸造酒には糖質あり。蒸留酒は血糖値を上昇させず肥満の原因にもならない。お酒の種類は選ぶ必要あり。

### ルール07 間食・おつまみはチーズ類や、ナッツ類を適量ならOK!

1回の間食の糖質量は5g以下で1日2〜3回。間食としてナッツ類20〜30粒、6Pチーズ1回に2個を1日に2〜3回。サラミ、ツナ、天日干しスルメ、焼きめざし、貝柱など。

### ルール08 甘みはラカントSや、パルスイート（カロリーゼロ）を使用

甘味料はエリスリトールが一番安全。簡単に手に入る糖質制限食OKの甘味料はサラヤの「ラカントS」、味の素の「パルスイートカロリーゼロ」、浅田飴の「エリスリム」。

### ルール09 果物は季節の旬のものを少量

アボカドはOK、他の果物は△なので少量に。果物は季節の旬のものを1/3個とか少量とするのが原則。その中でアボカドは、100g（1個）あたりの糖質含有量が0.9gと少ない。

### ルール10 美味しく楽しい食生活を目指し、できるかぎり安全な食品を選ぶ

食品添加物の多くは安全性が確認してあり、腐敗防止のため食品を加工・製造するうえでは必要不可欠。食品添加物は人体に必要なものではないので必要最小限にとどめる。

Introduction

## 04 目的に応じて糖質制限は3タイプから選ぶ

**速い減量はスーパー　維持はスタンダード**

糖質制限食には、プチ糖質制限食、スタンダード糖質制限食、スーパー糖質制限食の3タイプがあります。速やかに減量を目指す人はスーパー糖質制限食が推奨です。血糖は糖質をとらないかぎり、上昇することはありません。つまり、スーパー糖質制限食なら、1日を通して肥満ホルモンのインスリンが大量に分泌されることがありません。スーパー糖質制限食実践中は、からだは常に体脂肪を燃やしている状態となるのでやせやすいです。多くの人が1〜2週間で2kgから3kgの体重減少となります。減り始めた体重はやがて落ち着き、その個人のベスト体重になります。例えば良く動いていた学生時代とか20才の頃の体重です。そうなればスタンダード糖質

制限食やプチ糖質制限食にきり変えても、ベスト体重を維持することも可能です。勿論スーパー糖質制限食をずっと続けても問題はありません。一部の例外として、スーパー糖質制限食でもあまりやせない人がいます。それはいわゆる「倹約遺伝子」をもっている人で、基礎代謝量が低いという特徴があります。基礎代謝量とは何もしなくても体内で消費されるカロリーのことです。基礎代謝量が低ければ、それだけ消費カロリーも少なくなるため、摂取カロリーが過剰となりやすいのです。スーパー糖質制限食を1週間続けて、大食してないのに全く体重減少が見られなければ、倹約遺伝子をもっている可能性があります。その場合、スーパー糖質制限食に加えてカロリー制限も試みると、体重は落ちていきます。なお、私の場合は52才のとき、半年で10kg減量して学生時代の体重に戻り、62才ま

でそれを維持しています。

12

## プチ糖質制限食

**特徴**
- 夕食だけ主食抜き
- 糖質41％、脂質38％、たんぱく質21％

### 特 徴

プチ糖質制限食は1日3食のうち1食だけを主食ぬきにします。主食をぬくのは夕食がベスト。夜は活動もしないし眠るので、筋肉や脳が血糖を消費する量が相対的に少なくなるので食後血糖値が下がりにくくなり、その分インスリンが血糖を中性脂肪に変えて脂肪組織に蓄えるので太りやすくなります。プチ糖質制限食で少しずつやせていくこともあります。あるいはスーパー糖質制限食での減量をプチで維持するという役割もあります。

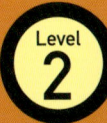

## スタンダード糖質制限食

**特徴**
- 朝食と夕食は主食抜き
- 糖質27％、脂質45％、たんぱく質28％

### 特 徴

スタンダード糖質制限食では、3食のうち2食を主食抜きにします。朝主食を食べるか、昼に主食を食べるかですが、いずれにせよ夕食を抜きにするのが大切です。スタンダード制限食の場合、サラリーマンなら、昼食は外食あるいは、会社の定食など、なかなか糖質制限食が困難なことが多いので、昼に主食ありのパターンが実践しやすいと思います。スタンダードでやせていくこともあります。あるいはスーパー糖質制限食での減量をスタンダードで維持するという役割もあります。

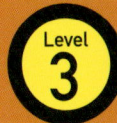

## スーパー糖質制限食

**特徴**
- 3食ともに主食抜き
- 糖質12％、脂質56％、たんぱく質32％

### 特 徴

スーパー糖質制限食は、3食すべて主食なしです。スーパー糖質制限食でも約12％の野菜分の糖質が含まれますので、糖質ゼロにはなりません。糖尿人の場合は、食後高血糖予防のため、スーパーがお奨めです。ダイエット効果をはじめとする健康的な効果も、プチ、スタンダード、スーパーの順に大きくなります。ダイエット目的でスーパーはつらいと思う人は、まずはプチやスタンダードから始めてもよいと思います。あるいは、スーパーで開始して体重が減ったら、プチやスタンダードで維持するパターンもありです。

# Introduction 05
## おぼえておきたい 食べてはいけない食品

**主食、甘みの感じる食品はNG！意外なものが高糖質！**

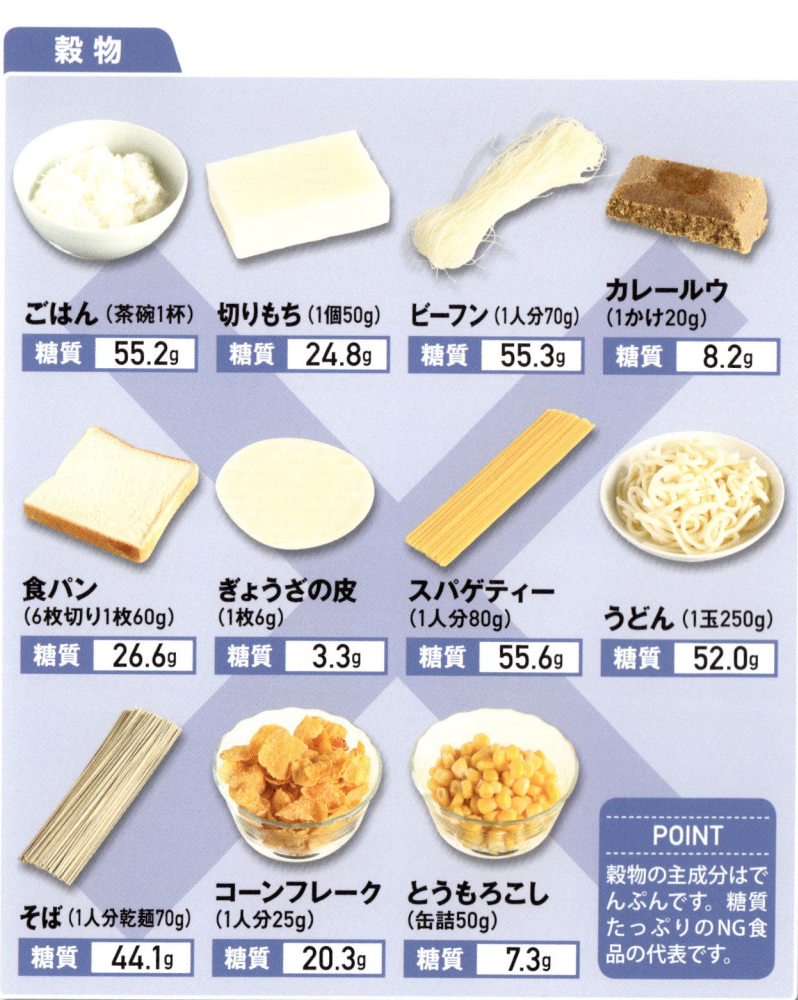

穀物

| 食品 | 糖質 |
|---|---|
| ごはん（茶碗1杯） | 55.2g |
| 切りもち（1個50g） | 24.8g |
| ビーフン（1人分70g） | 55.3g |
| カレールウ（1かけ20g） | 8.2g |
| 食パン（6枚切り1枚60g） | 26.6g |
| ぎょうざの皮（1枚6g） | 3.3g |
| スパゲティー（1人分80g） | 55.6g |
| うどん（1玉250g） | 52.0g |
| そば（1人分乾麺70g） | 44.1g |
| コーンフレーク（1人分25g） | 20.3g |
| とうもろこし（缶詰50g） | 7.3g |

**POINT**
穀物の主成分はでんぷんです。糖質たっぷりのNG食品の代表です。

ご飯やパンは糖質たっぷりでNGなのはわかりやすいですが、十割蕎麦も健康的なイメージがありますが糖質含有量は多いのでNGです。日本のカレールーは小麦などが含まれ糖質が多いのです。

芋は食物繊維が豊富で一般にはヘルシー食品とされていますが、糖質制限的にはでんぷんたっぷりでNGです。かぼちゃ、人参、ごぼう、レンコンなど根菜類も糖質含有量が多くて要注意です。

糖度の高いフルーツトマト、大豆以外の豆類、果物の中でバナナも糖質含有量が多いです。やはりヘルシーイメージの黒砂糖やはちみつもNG食品です。

### 野菜

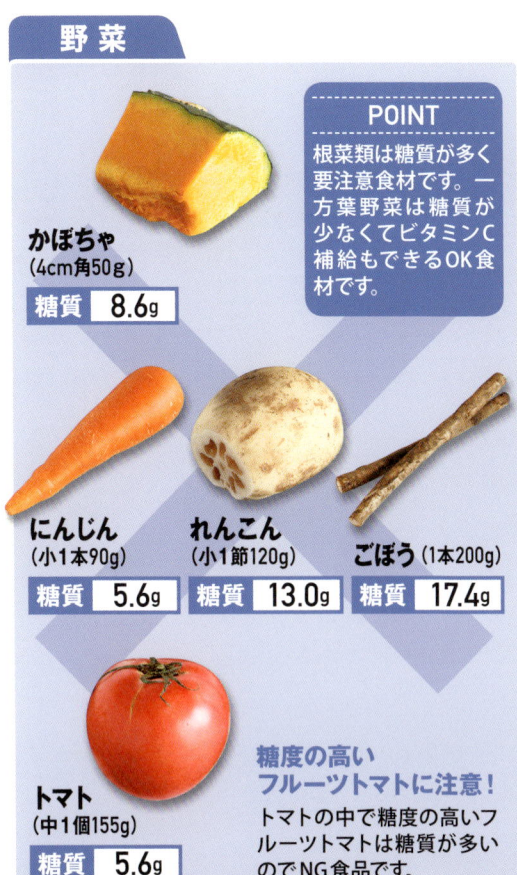

- かぼちゃ (4cm角50g) 糖質 8.6g
- にんじん (小1本90g) 糖質 5.6g
- れんこん (小1節120g) 糖質 13.0g
- ごぼう (1本200g) 糖質 17.4g
- トマト (中1個155g) 糖質 5.6g

**POINT** 根菜類は糖質が多く要注意食材です。一方葉野菜は糖質が少なくてビタミンC補給もできるOK食材です。

**糖度の高いフルーツトマトに注意!** トマトの中で糖度の高いフルーツトマトは糖質が多いのでNG食品です。

### いも類

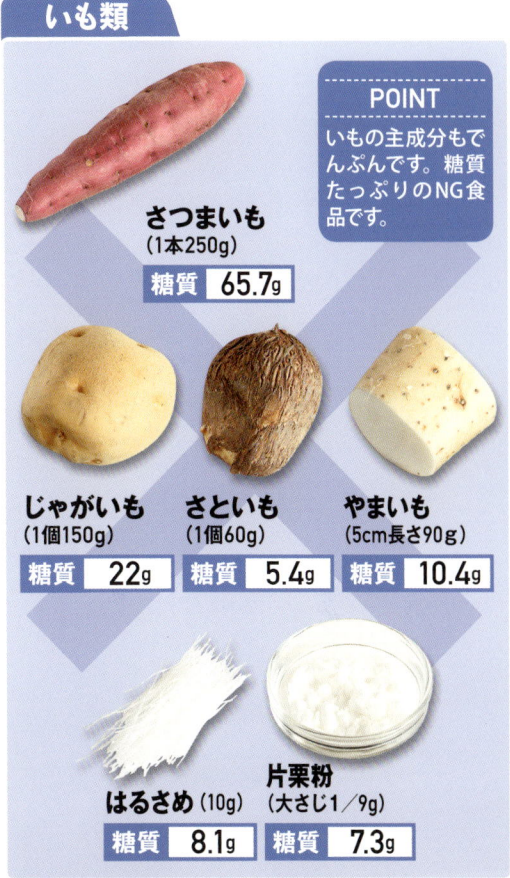

- さつまいも (1本250g) 糖質 65.7g
- じゃがいも (1個150g) 糖質 22g
- さといも (1個60g) 糖質 5.4g
- やまいも (5cm長さ90g) 糖質 10.4g
- はるさめ (10g) 糖質 8.1g
- 片栗粉 (大さじ1/9g) 糖質 7.3g

**POINT** いもの主成分もでんぷんです。糖質たっぷりのNG食品です。

### 豆類

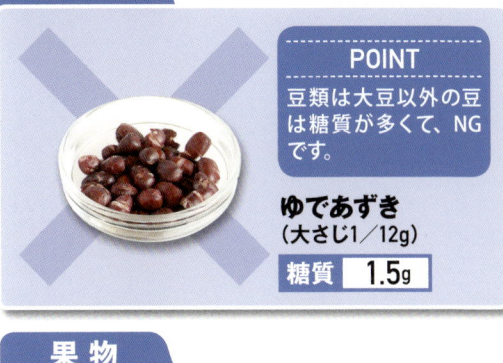

- ゆであずき (大さじ1/12g) 糖質 1.5g

**POINT** 豆類は大豆以外の豆は糖質が多くて、NGです。

### 果物

- バナナ (1本160g) 糖質 21.4g

**POINT** 果物の中で、バナナは糖質含有量が最も多いのでNGです。勿論ドライフルーツもNGです。

### 甘味料

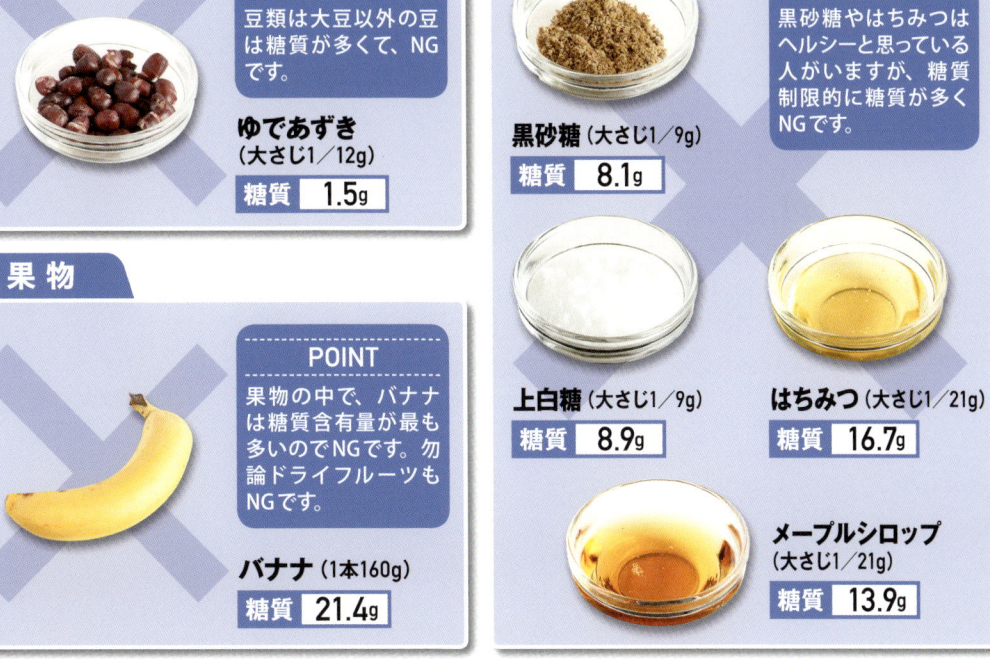

- 黒砂糖 (大さじ1/9g) 糖質 8.1g
- 上白糖 (大さじ1/9g) 糖質 8.9g
- はちみつ (大さじ1/21g) 糖質 16.7g
- メープルシロップ (大さじ1/21g) 糖質 13.9g

**POINT** 黒砂糖やはちみつはヘルシーと思っている人がいますが、糖質制限的に糖質が多くNGです。

Introduction 06

# おぼえておきたい糖質の少ない食品

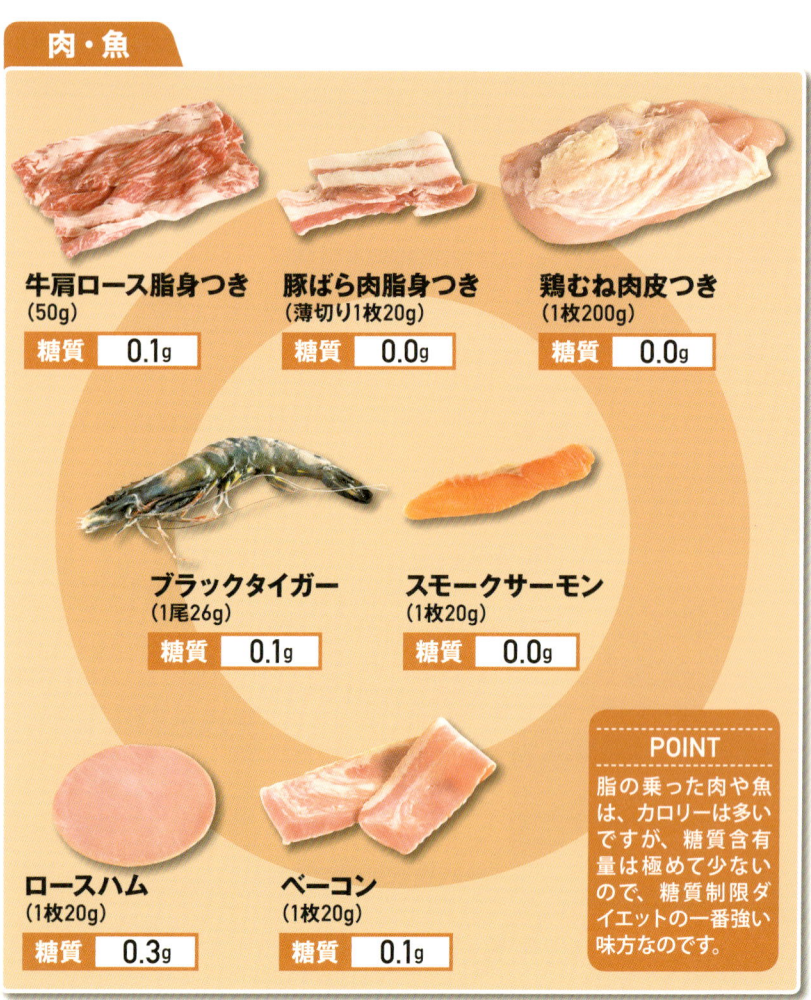

**肉・魚**

牛肩ロース脂身つき (50g) 糖質 0.1g
豚ばら肉脂身つき (薄切り1枚20g) 糖質 0.0g
鶏むね肉皮つき (1枚200g) 糖質 0.0g
ブラックタイガー (1尾26g) 糖質 0.1g
スモークサーモン (1枚20g) 糖質 0.0g
ロースハム (1枚20g) 糖質 0.3g
ベーコン (1枚20g) 糖質 0.1g

**POINT**
脂の乗った肉や魚は、カロリーは多いですが、糖質含有量は極めて少ないので、糖質制限ダイエットの一番強い味方なのです。

### カロリー制限から頭を切り替える!!

ダイエットしようと思う人は、99％がカロリー制限という言葉を思い浮かべるでしょう。しかし、3ページで述べたように「カロリー神話」は崩壊しました。多くの海外論文で、カロリー制限・脂質制限食は、体重の減少および心血管疾患の予防に効果がないことが報告されています。米国では1970年代から脂質摂取比率を減らし糖質摂取比率を増やすよう国を挙げて努力して、目標を達成しましたが、2000年には肥満は倍増してしまいました。結局「30年間、脂質摂取比率は減り続けて糖質摂取比率が増え続け、肥満倍増」ですから、肥満増加の真犯人は糖質だったわけです。実際、論文で糖質制限食で確実に減量できることが報告されています。

16

高雄病院 Dr.江部が食べている 『糖質制限ダイエット』1ヵ月献立レシピ109

## 野菜

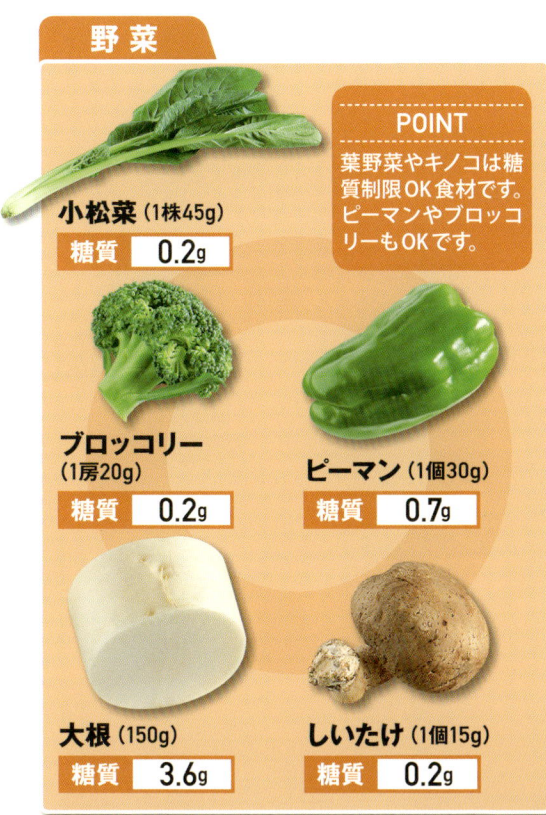

- 小松菜 (1株45g) 糖質 0.2g
- ブロッコリー (1房20g) 糖質 0.2g
- ピーマン (1個30g) 糖質 0.7g
- 大根 (150g) 糖質 3.6g
- しいたけ (1個15g) 糖質 0.2g

**POINT** 葉野菜やキノコは糖質制限OK食材です。ピーマンやブロッコリーもOKです。

## 豆類

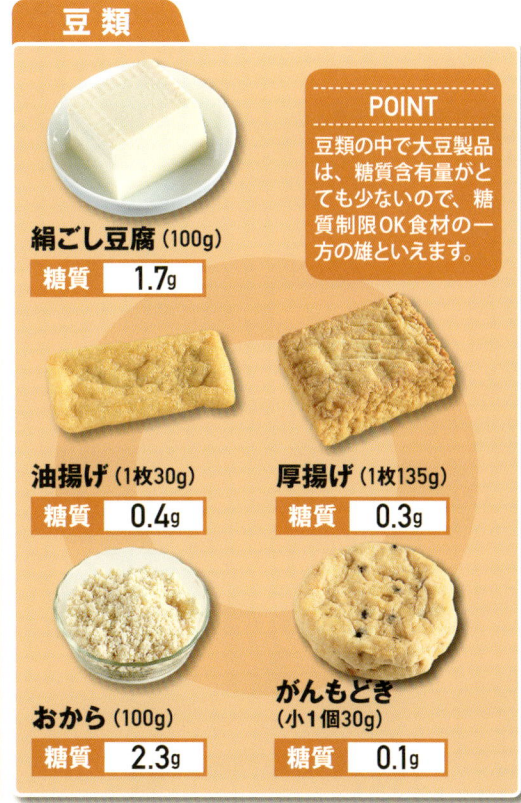

- 絹ごし豆腐 (100g) 糖質 1.7g
- 油揚げ (1枚30g) 糖質 0.4g
- 厚揚げ (1枚135g) 糖質 0.3g
- おから (100g) 糖質 2.3g
- がんもどき (小1個30g) 糖質 0.1g

**POINT** 豆類の中で大豆製品は、糖質含有量がとても少ないので、糖質制限OK食材の一方の雄といえます。

## いも類

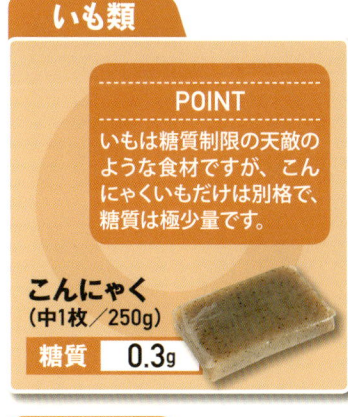

- こんにゃく (中1枚/250g) 糖質 0.3g

**POINT** いもは糖質制限の天敵のような食材ですが、こんにゃくいもだけは別格で、糖質は極少量です。

## 調味料

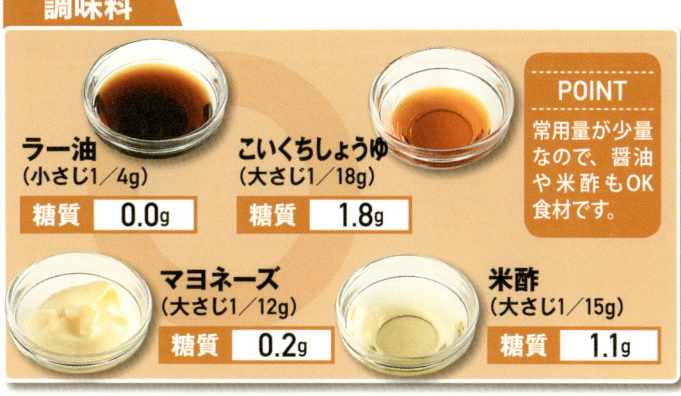

- ラー油 (小さじ1/4g) 糖質 0.0g
- こいくちしょうゆ (大さじ1/18g) 糖質 1.8g
- マヨネーズ (大さじ1/12g) 糖質 0.2g
- 米酢 (大さじ1/15g) 糖質 1.1g

**POINT** 常用量が少量なので、醤油や米酢もOK食材です。

## 乳製品

- プロセスチーズ (1個/6P・18g) 糖質 0.2g
- 生クリーム (200cc) 糖質 6.2g
- 無糖ヨーグルト (1カップ) 糖質 9.8g

**POINT** チーズは、原料の牛乳からの糖質がほとんどなくなっているのでOK食材。

## 油脂

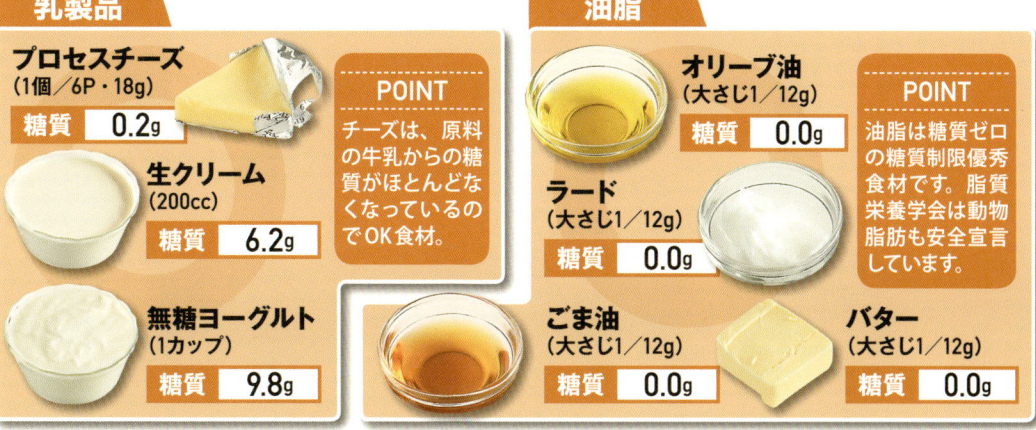

- オリーブ油 (大さじ1/12g) 糖質 0.0g
- ラード (大さじ1/12g) 糖質 0.0g
- ごま油 (大さじ1/12g) 糖質 0.0g
- バター (大さじ1/12g) 糖質 0.0g

**POINT** 油脂は糖質ゼロの糖質制限優秀食材です。脂質栄養学会は動物脂肪も安全宣言しています。

## 食べて良い食品

|  |  |
|---|---|
| 肉類 | 牛肉　豚肉　鶏肉　羊肉　その他肉　加工品（ハム、ベーコン、ソーセージ、コンビーフ）※砂糖が入っているものは避ける |
| 魚介類 | 魚類　貝類　エビ　カニ　タコ　イカ　水煮缶詰　油漬け缶詰 |
| 乳製品 | チーズ　生クリーム　バター ※砂糖が入っていなければOK |
| 卵 | 鶏卵　うずら卵 |
| 豆類 | 大豆（ゆで）　無調整豆乳　大豆製品（豆腐、油揚げ、湯葉、納豆、おから） |
| 野菜類 | あさつき　春菊　にら　グリーンアスパラ　しょうが　ねぎ　ホワイトアスパラ　ずいき　のざわな　三度豆　せり　うど　セロリ　パセリ　そらまめ　ぜんまい　ピーマン　きぬさや　貝割れ大根　ふきスナップエンドウ　大根　ブロッコリー　オクラ　タケノコ　草かぶ　たまねぎ　みつば　カリフラワー　チンゲンサイ　ほうれん草　みょうが　キャベツ　つるむらさき　もやし　きゅうり　ごぼう　なす　しそ　菜の花　小松菜　ミニトマト　冬瓜　モロヘイヤ　トマト　レタス　わけぎ　わらび　サラダ菜　ししとう　トマトジュース |
| 種実類 | ごま　カボチャの種　くるみ　まつの実 ※食べすぎに注意 |
| きのこ類 | えのき　きくらげ　しいたけ　しめじ　なめこ　エリンギ　ひらたけ　まいたけ　マッシュルーム |
| 海藻類 | あらめ　のり　ひじき　わかめ　寒天　ところてん |
| 調味料 | しょうゆ　みそ（白みそ以外）　塩　酢　マヨネーズ　香辛料 |
| 油脂類 | オリーブ油　ごま油　バター　ラード　ヘッド |
| 嗜好飲料 | 焼酎　ウイスキー　ブランデー　ウオッカ　ジン　ラム　糖質0の発泡酒　お茶類（緑茶、麦茶など）　コーヒー（砂糖なし）　紅茶（砂糖なし） |
| 芋類 | こんにゃく |
| 果物類 | アボカド |

## 要注意食品（△は控えめに摂取するもの）

|  |  |
|---|---|
| 肉類 | 練り製品（かまぼこ、ちくわ等）△　味付け缶詰 ※でんぷん・砂糖が多いのでNG |
| 魚介類 | 牛乳　ヨーグルト（無糖）△　ヨーグルト（加糖）　佃煮類　味付け缶詰 |
| 乳製品 | |
| 豆類 | 大豆（いり豆）△　きな粉△　調整豆乳　小豆　いんげん豆（金時豆、うずら豆等） |
| 野菜類 | かぼちゃ　くわい　そらまめ　とうもろこし　ゆりね　れんこん　にんじん△　甘酢漬け等甘い味付けの漬物　にんじんジュース ※糖質が多いので注意 |
| 種実類 | アーモンド△　ひまわりの種△　ピーナッツ△　カシューナッツ△　ピスタチオ△　ぎんなん・栗　ピーナッツバター　マカダミアナッツ△ |
| きのこ類 | 佃煮類 |
| 海藻類 | 佃煮類（佃煮のりなど） |
| 調味料 | ウスターソース　トンカツソース　甘みそ（白みそ）　コンソメ△　顆粒風味調味料△　酒粕　オイスターソース・ケチャップ　チリソース　カレールウ　ハヤシルウ　シチューのルウ　焼き肉のたれ　ポン酢　めんつゆ　だししょうゆ　砂糖　はちみつ　みりん |
| 嗜好飲料 | 清酒　ビール　発泡酒　ワイン（赤ワインは△）※2、3杯ならOK　紹興酒　梅酒　白酒 |
| 穀類 | 米（ごはん、粥、もち）　小麦（パン類、麺類、小麦粉、ぎょうざ等の皮）　そば　コーンフレーク　ビーフン　コーンスターチ　春雨　マロニー　くず粉　くずきり　片栗粉 |
| 芋類 | さつまいも　里芋　じゃが芋　山芋 |
| 果物類 | 旬の果物△　バナナ　ドライフルーツ（レーズン、プルーン等）　缶詰類（シロップ煮、シロップ漬）　ジュース類 |
| 菓子類 | 砂糖の入った菓子類（洋菓子、和菓子、ゼリー、アイス類等）　スナック菓子（ポテトチップス等）　米菓子（おかき、あられ等）　清涼飲料水（100%果汁、スポーツドリンクも）　ジャム |

《SJT食食品表》(財) 高雄病院 (2011年1月)

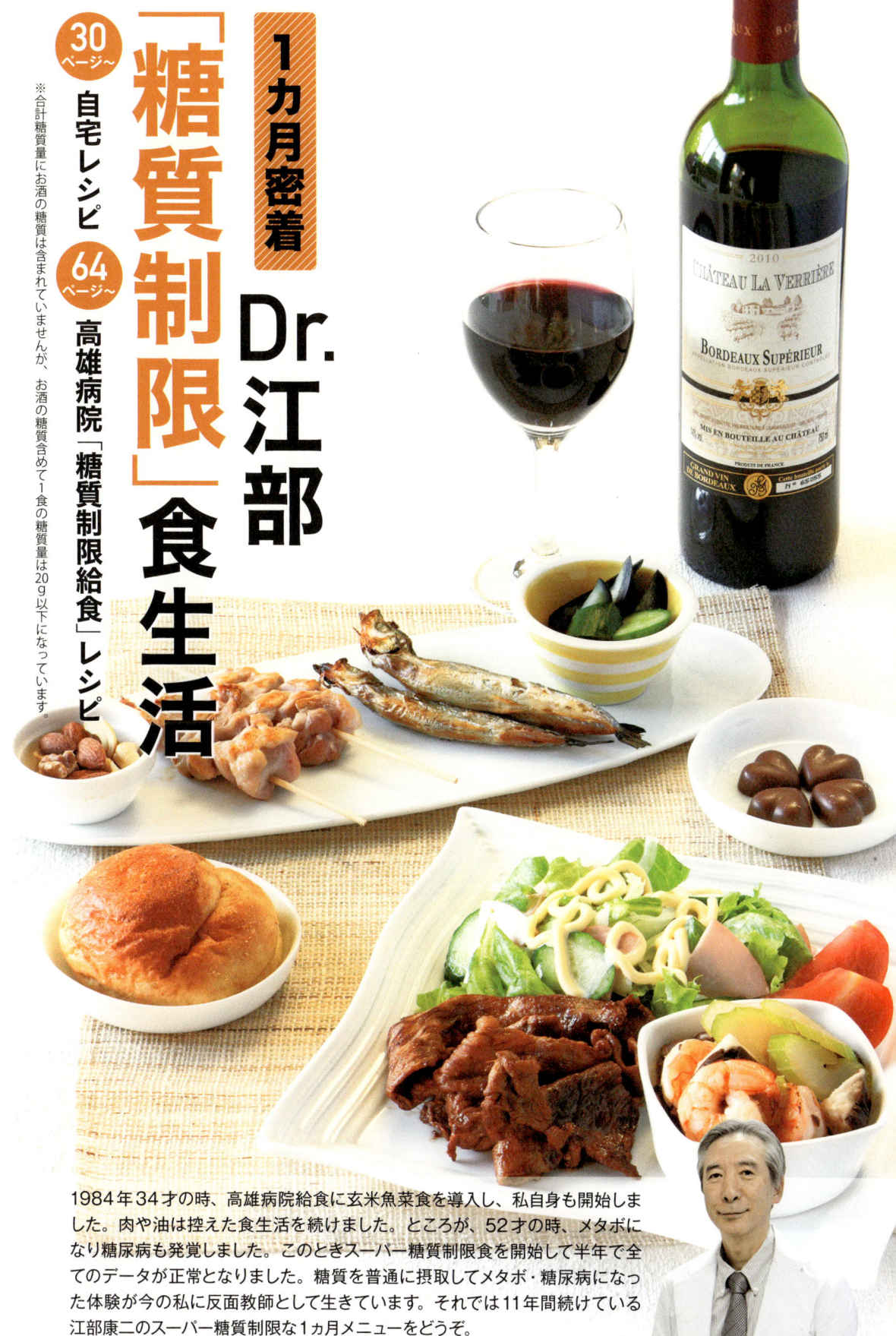

# 1ヵ月密着 Dr.江部「糖質制限」食生活

**30ページ〜** 自宅レシピ
**64ページ〜** 高雄病院「糖質制限給食」レシピ

※合計糖質量にお酒の糖質は含まれていませんが、お酒の糖質含めて1食の糖質量は20g以下になっています。

1984年34才の時、高雄病院給食に玄米魚菜食を導入し、私自身も開始しました。肉や油は控えた食生活を続けました。ところが、52才の時、メタボになり糖尿病も発覚しました。このときスーパー糖質制限食を開始して半年で全てのデータが正常となりました。糖質を普通に摂取してメタボ・糖尿病になった体験が今の私に反面教師として生きています。それでは11年間続けている江部康二のスーパー糖質制限な1ヵ月メニューをどうぞ。

# Dr.江部の「糖質制限」基本ルール

## ルール1 Dr.江部式・やせる食べ方

私は、62才現在、身長167cm、57kgでBMIは20.44です。52才のとき67kgとなっていたのを、半年間のスーパー糖質制限食で10kg減量して学生時代の体重になりそのまま維持しています。スーパー糖質制限食実践で、魚、肉、豆腐、葉野菜などは満腹するまでしっかり食べているので我慢したりひもじい思いは全くありません。カロリー計算もしていませんし、焼酎などのお酒も毎日飲んでいます。8～9割の人は私と同様のパターンで美味しく楽しくダイエットできると思います。しかしながら1割くらいの人がなかなかやせません。そのうちの数パーセントの人がいわゆる大食漢で、3000kcal／日くらい平気でぺろりと平らげてしまうタイプです。大食漢タイプの人は、カロリー制限はいりませんが、厚生労働省のいう標準的な摂取カロリーを目指せばやせます。そしてもう数パーセントは倹約遺伝子の持ち主で基礎代謝が低いタイプです。このタイプだけは「糖質制限＋カロリー制限」が必要となります。

## ルール2 糖質オフ食品の上手な活用

私は糖質ゼロ発泡酒はよく飲んでいます。夏は350ml缶を2本くらい飲んであとは焼酎の水割りです。テニスクラブでは車の運転があるのでサントリーオールフリーを飲んでいます。シュクリーベチョコもハート1個あたり糖質0.31gなので食後の晩酌のおつまみに2～4個食べます。ラカントカロリーゼロ飴も口さみしいときによく食べます。生協やスーパーで普通に売っているカロリーゼロのゼリーも時々食べます。家に冷蔵庫が2つあるので、糖質制限ドットコムの冷凍食品を買いだめしています。黒毛和牛のビーフカレー、ビーフシチュー、煮込みハンバーグ、お好み焼き、おいしい糖質制限パン…湯煎か電子レンジで即食べれるので、重宝しています。ポン酢、ソース、ケチャップ、ドレッシングなども糖質オフでそろえています。京都・菓子職人の低糖スイーツもよく食べます。甘味料はラカントSを使って、すき焼きや煮物などを楽しんでいます。パルスイートゼロやエリスリムもOKです。

20

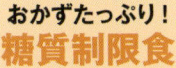
1カ月密着 Dr.江部「糖質制限」生活

## ルール3
### 水曜と木曜のランチは高雄病院の糖質制限給食

**おかずたっぷり！糖質制限食**
「糖質制限給食」

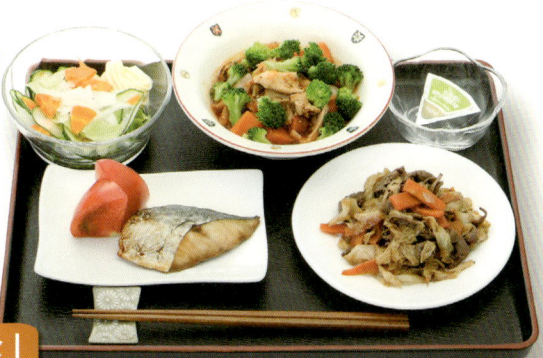

**「糖質制限」食の特徴**
給食献立の一食あたり糖質量は20g以下、エネルギー量は500kcal台が基本。主食がない分、タンパク質・脂質でカロリーを補う

- 糖質 約12%
- 脂質 約56%
- タンパク質 約32%

比較

**食後高血糖を招く 従来のカロリー制限食**

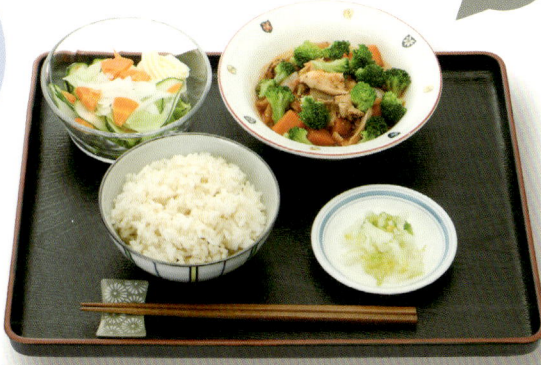

**「カロリー制限」食の特徴**
一般的な糖尿病療法食（カロリー制限食）は、血糖値を上げる糖質が6割を占める。食後高血糖を招きやすいうえ、「糖質制限食」に比べてボリュームが少ない

- 糖質 約55〜60%
- 脂質 20〜25%
- タンパク質 約20%

　高雄病院で糖尿病の入院患者さんに提供しているスーパー糖質制限食は、1食あたり500〜600kcalです。総カロリーに対する糖質割合は平均12%（1食あたり約8〜15gの糖質量）、脂質56%、たんぱく質32%です。調味料も天然塩や熟成された味噌・醤油などを使用しています。上の写真を見れば一目瞭然ですが両者ともに約500kcal台。しかし糖質制限食のほうが従来の糖尿病食（カロリー制限食）に比べて豪華です。実はおかずばかりでご飯がない分、原価も高くなり、病院的にはやつらい所なのですが。私が水曜日と木曜日のランチで食べているスーパー糖質制限給食を現在外来糖尿病患者さんにランチとして提供しています。前もって予約していただくことが必要ですが、遠方から通院しておられる糖尿病患者さんにとても好評です。なお病院給食はどうしてもカロリーが少なめになりますが、家では厚生労働省のいう標準的な摂取カロリーまで増やしてOKです。

## 成功の秘訣 糖質制限に便利なファミレス・コンビニ・市販品の活用

食物繊維は人体に吸収されないので、血糖値は上昇させませんし体重増加にもつながりません。食品のラベルには炭水化物の表示は必ずありますが食物繊維はないことが多いです。5訂増補日本食品標準成分表には炭水化物と食物繊維が示されているので糖質量は引き算で計算できます。食物繊維が多い食材はナッツ類、キノコ類、海藻類、豆類です。例えばあるメーカーのミックスナッツ100gあたり、炭水化物は20・5gで食物繊維が6・2gなので糖質は14・3gとなります。生エノキタケ100g中に7・6gの炭水化物、3・9gの食物繊維です。生ワカメ100g中に炭水化物5・6g、食物繊維3・6gです。ゆでた大豆100gには9・7gの炭水化物、7・0gの食物繊維です。野菜の食物繊維はこれらよりやや少ないです。生協やスーパーの惣菜パックなどでは味付けの砂糖も含めて「炭水化物＝糖質」と考えますが、結構糖質が多いです。こんにゃくは特殊例で、炭水化物の95％以上が食物繊維です。

> ラベルで糖質チェックするほか「炭水化物ー食物繊維＝糖質」と覚える

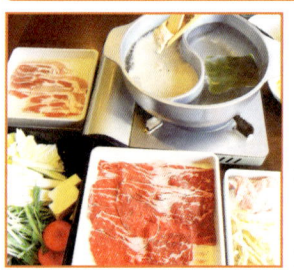

**Dr.江部いきつけレストラン**
**『café jardin（ハルディン）』**
Dr.江部が食べている「糖質制限ピザ」はこちらのもの。高雄病院から車ですぐの立地。
電話 075-464-8850
住所 京都市右京区鳴滝本町77
『糖質制限コース』4000円〜食べられるほか、単品メニューも充実。

### ファミレスでの注文例

和食さとのしゃぶしゃぶ食べ放題（¥1980-）はよく注文するメニューです。出汁は昆布など糖質の少ないものを選びます。牛、豚、鶏、つくね、豆腐、揚げ、野菜…OKです。

### コンビニでの活用例

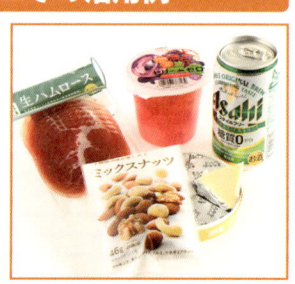

セブンイレブンの蒸し鶏と野菜サラダ、豚シャブサラダは糖質制限OKなので、江部診療所の午前の外来が終わった後などよく食べます。自前のポン酢とマヨネーズを使います。

1カ月密着 Dr.江部「糖質制限」生活

# お取り寄せできる！ 糖質制限食材

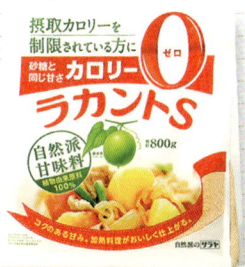

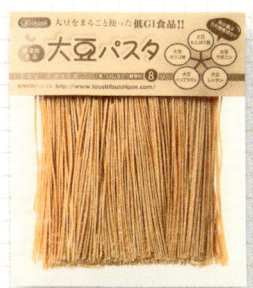

### カロリー0の自然派甘味料
**ラカントS**

「羅漢果」から抽出した甘味成分エリスリトールでできた自然派甘味料。どんな料理にも最適。糖類0、カロリー0。

- 1袋（800g入）。

### 大豆100%の大豆めん
**大豆パスタ**

3～5分茹でるだけで出来る大豆パスタは、大豆100%だから、低炭水化物ダイエット時に不足しがちな食物繊維を低糖質で補ってくれる。

- 1食分（50g）あたり
- 糖質7.6g、191kcal。

### 菓子職人の糖質オフスイーツ
**ロールケーキ**

日本中のスイーツファンを唸らせる、京都西院「菓子職人」オーナー稲井啓一朗パティシエが、砂糖不使用の糖質オフスイーツを開発。このロールケーキシリーズは、厳選した素材と徹底した検査を繰り返して完成した、究極の糖質制限ロールケーキです。糖質制限していることを忘れるほどの、絶品濃厚な味わいです。

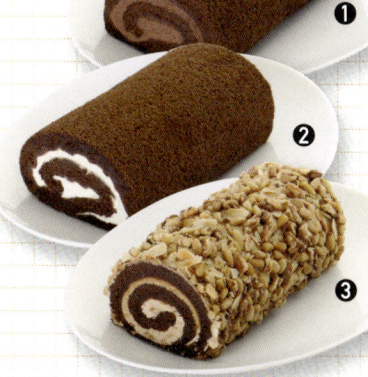

### 一般的なだし醤油の糖質を80%カット
**糖質制限　万能だし醤油**

砂糖やブドウ糖不使用。天然甘味料エリスリトールを使用することで、100ml中の糖質は驚きの3.7g。糖質制限食で使える「めんつゆ」です。

- 1本（1000ml入り）。
- 100ml中／糖質3.7g、111kcal。

### 本物の味わいをスペインから直輸入
**モリドル　オリーブオイル**

Dr.江部が糖質制限食を取り組む方にもっとも勧めているオリーブオイル。糖質は100ml中0g。オレイン酸を豊富に含み、動脈硬化や心筋梗塞予防にも効果的。

- 1本（500ml入り）。
- 100ml中／糖質0.0g、900kcal。

**❶ ごくうまダブルショコラロール**
- 1本（450g・約16cm）。
- 100g中／糖質3.7g（うちエリスリトール0.3g）380kcal

**❷ とろけるショコラロール**
- 1本（450g・約16cm）。
- 100g中／糖質4.6g（うちエリスリトール1.6g）351kcal

**❸ ぜいたくナッツのロール**
- 1本（450g・約16cm）。
- 100g中／糖質4.0g（うちエリスリトール1.4g）448kcal

### 砂糖未使用 シュクリーベ

味わいは、ミルク、ダーク、ホワイト、緑茶ミルク、ほうじ茶ホワイト、アーモンドミルク、アーモンドダーク、オレンジミルクの8種類。

- 1粒（4g）あたり糖質1.17g～。21kcal～。
- 1袋（10粒入）

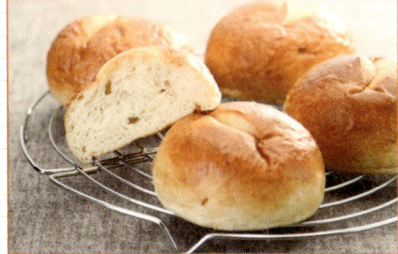

### おいしい糖質制限パン

クセのない味わいで、そのまま食べても、具材をはさんでもOK。

- 5個入（1個あたり糖質1.7g、58.3kcal）。

**注文先一覧**　【糖質制限.com】 http://www.toushitsuseigen.com/
【京都高雄倶楽部】075-873-2170

# Dr.江部の 1カ月間「糖質制限」日誌

## 1日2食が基本です

私は、34才のとき絶食療法をして以来、朝食抜きの1日2食です。1度、1日1食として実験してみましたが3カ月でやめました。空腹感に負けたというよりは、一生に食べれる食品が1日1食だといかにも少なくなることに気がつき、その寂しさにまけて中止しました。朝食抜きだと起床後出勤までしばらく時間があるのでとても便利です。朝7時に起きて、8時頃出勤ですから小1時間ブログを更新したりする余裕があります。日本では江戸時代初期までは1日2食で、中期から3食になったようです。平安時代まで遡って、清少納言は『枕草子』のなかで「大工のものくうこそいとあやしけれ」と、大工が昼食をとること（多食）を揶揄しています。当時は朝食が正午で、夕食が午後4時でした。

---

### 6月25日(月)

**朝**
●インスタントコーヒーに生クリームを少量入れて、1杯。／高雄病院京都駅前診療所にて、ブラックコーヒーを1杯。

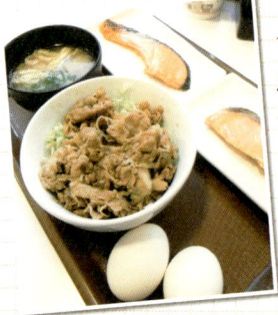

**昼**〈外食：『すき家』にて〉
●診療所の外来終了後、牛丼ライトを食べる。
※牛丼ライトは、一番下に豆腐が一丁丸ごと、その上にレタスとキャベツがたっぷり、一番上は牛肉の三層構造。焼き鮭と温泉卵を食べても、糖質合計16g足らず。

●牛丼ライト→食物繊維をひけば糖質は14gくらい?／鮭の塩焼き2皿→糖質ほぼなし／温泉卵2個→糖質ほぼなし／みそ汁→食物繊維をひけば糖質は2gくらい?

▼駅前から高雄病院に移動して、病棟回診。

**夜**〈外食：スペイン料理『カフェ・ハルディン』にて〉
●糖質制限フルコース
※糖質制限食勉強会も兼ねて
●ピンチョス3種（トマトとモッツァレラチーズ、タラコ・イカ・エビ、シラスにニンニクオイル）／スペインオムレツ（具：ゴーヤ・ベーコン）／サーモンとアボカドのタルタル／大豆パスタ（トマト・クリーム・ベーコン）／生パスタ（トマト・クリーム・ベーコン）／ピザ（トースト・バジル・チーズ）／子牛と生ハムのソテー／サラダ／パエリア（エビ・アサリ・イカ）／デザート（グラニタ、ミントシャーベット）／酒（グラスワイン赤2杯、焼酎水割り2杯）

---

### 6月26日(火)

**朝**
●インスタントコーヒーに生クリームを少量入れて、2杯。

**昼**〈自宅にて惣菜食べる〉
●ビーフシチュー（糖質制限ドットコム）＋牛乳10㎖／美味しい糖質制限パン2個（糖質制限ドットコム）／海老マヨネーズサラダ（セブンイレブン）
※サラダをパンに挟んでサンドイッチにして摂取。

**夜**〈自宅ごはん〉 レシピ→30ページ参照
●サントリーオールフリー350㎖
●八宝菜／イカとアスパラの炒めもの／マグロの刺身／牛肉のオリーブソテー／サラダ／きゅうりのキムチ
●アサヒスタイルフリー350㎖缶を2缶／焼酎の水割りを3杯。

**帰宅後**
●焼酎の水割りを3杯

---

### 6月27日(水)

**朝**
●インスタントコーヒーに生クリームを少量入れて、1杯。

**昼**〈高雄病院糖質制限給食〉 レシピ→64ページ参照
●鶏の空揚げ（おいしい大豆使用）／イカの花炒り／ぶり／豆腐大根

**夜**〈外食：『フォルクス』〉
●移動して江部診療所の夜診後、
●200gの黒毛和牛ステーキ（肉が固い……）／ピリ辛ウィンナー／サラダバー
●アサヒスタイルフリー350㎖を1缶、焼酎水割りを3杯。

**帰宅後**
●コーヒーをブラックで2杯

1カ月密着 Dr.江部「糖質制限」生活

**ルール**
- 1日2食で、昼と夕が基本
- 旅行では、ホテルのバイキングなどで朝食摂取で昼食なしもある

## 6月28日(木)

**朝**
- インスタントコーヒーに生クリームを少量入れて、1杯。

**昼** 《高雄病院糖質制限給食》 レシピ➡66ページ参照
- 筑前煮／茶碗蒸し／豚肉とたけのこの味噌炒め／すずきの塩焼き

**夜** 《近所の中華料理「龍門」デリバリー》
- ゴーヤチャンプルー／海老とセロリの炒めもの／なすのあげもの／蒸し鶏の冷製／蒸し豚の冷製／アサヒスタイルフリー350mlを1缶／焼酎水割りを1杯／焼酎オンザロックを1杯
※ギックリ腰なので酒は控えめ。

## 6月29日(金)

**朝**
- インスタントコーヒーに生クリームを少量入れて、1杯。／江部診療所に移動して、「本格コーヒー＋生クリーム」1杯。

**昼** 江部診療所の外来終了後
- 豚シャブサラダ（セブンイレブン）
※付属のタレは砂糖が多いので、とばしポン酢とキューピーマヨネーズで摂取／ミックスナッツ100gを1/2袋／ブラックコーヒー1杯

**夕** 《自宅ごはん》 レシピ➡32ページ参照
- 大豆麺のピリ辛明太子パスタ／豚汁／ツナ缶ピリ辛味／やきとり塩味（缶詰）／アサヒスタイルフリー350mlを1缶、焼酎オンザロックを2杯。

## 6月30日(土)

**朝**
- インスタントコーヒーに生クリームを少量入れて、2杯。

**昼** 午前10時
- ビーフシチュー（糖質制限パン1個（糖質制限ドットコム）／美味しい糖質制限ドットコム）／インスタントコーヒーに生クリームを少量入れて、1杯。

**夕** 《出張：講演会後の会食》
札幌で、『第17回札幌市医師会西区支部糖尿病勉強会』において糖質制限食の講演会。
- 毛蟹たっぷり／刺身（アワビ、鮪、シャコ、ウニ、イカ）たっぷり／大きなホッケの焼き物／海鮮サラダ／蛤のすまし汁／酒／芋焼酎2杯
※「生で食べられるトウモロコシ」「生ずし」……これははなしにしました。生ずしは、鯖だけ食べてしゃりを残そうかと思いましたが、さすがに初対面でそんな行儀の悪いことはできないので、眺めるだけにしました。
- ホテル近くのコンビニで買った、アサヒスタイルフリー350ml×2缶

## 7月1日(日)

**朝** 《出張：宿泊先の『ホテルグランテラス千歳』にて、バイキング》
※せっかくのバイキングなので朝食を食べて、昼食をなしとする。
- オムレツ／ハム／鶏のトマト煮／温泉玉子／だし巻き玉子／筍の煮物／イカの刺身／味噌汁／トマト・きゅうり・レタスのサラダ／プレーンヨーグルト／ブラックコーヒーたっぷり1杯

## 7月2日(月)

**朝**
- インスタントコーヒーに生クリームを少量入れて、1杯／高雄病院京都駅前診療所に出勤

**昼** 診察終了後セブンイレブンで購入、ブラック・コーヒーを1杯。
- ゴーヤチャンプルー／温泉玉子とほうれん草炒め／砂ずりのしゃぶしゃぶとタマネギサラダ

**夕** 《自宅ごはん》 レシピ➡36ページ参照
- 豚のしょうが焼き／サラダ／焼き鳥／漬け物／海老としいたけ・セロリの炒め物／ししゃも／美味しい糖質制限パン（糖質制限ドットコム）／焼酎の水割り3杯／ミックスナッツを20粒、シュクリーベチョコ4個

**昼** 昼から、京都で第63回日本東洋医学会学術総会にて、糖質制限食の講演。

**夕** 《自宅ごはん》 レシピ➡34ページ参照
- タコのカルパッチョ／鶏の空揚げ／冷奴／アスパラとトマトのサラダ／牛肉のポン酢がけ／酒・アサヒスタイルフリー350mlを1缶、焼酎水割りを4杯。

25

## 7月3日(火)

**朝**
- インスタントコーヒーに生クリームを少量入れて、2杯。

**昼**〈自宅ごはん〉
- 牛肉・ピーマン・なす・にんじん炒め／具沢山のきのこ味噌汁／漬け物／ブラック缶コーヒー2本

レシピ→38ページ参照

**夜**〈自宅ごはん〉
- 鰻の白焼き／すき焼き／漬け物／冷奴辛蒟蒻パスタ／大葉とじゃこのピリ辛蒟蒻パスタ／赤ワインボトル½本／キリンゼロ350ml缶を2本、赤ワインボトル½本／6Pチーズ2個、シュクリーベチョコ5個

レシピ→40ページ参照

## 7月4日(水)

**朝**〈高雄病院糖質制限給食〉
- インスタントコーヒーに生クリームを入れて、2杯。

**昼**
- 赤魚の煮魚／豚肉のマーボーなす／中華三色和え／土佐煮

レシピ→68ページ参照

**夕**〈外食：『かごのや』にて〉
- 夏野菜たっぷりサラダ／サザエの磯焼き／イカのふわふわシュウマイ1個／トマトキムチチャンジャ／枝豆／辛子明太子／若鶏空揚げ4個／茶碗蒸し1個

**帰宅後**
- キリンゼロ350ml を1缶、赤ワインボトル½本、焼酎水割り1杯／つまみ：6Pチーズ1個、シュクリーベチョコ4個、小さいミカン1個

## 7月5日(木)

**朝**
- インスタントコーヒーに生クリームを少量入れて、1杯。

**昼**〈高雄病院糖質制限給食〉
- 鰆の照り焼き／蒸し鶏の豆板醤風味／高野豆腐と油揚げ含め煮／豆腐とわかめの味噌汁

レシピ→70ページ参照

**夕**〈自宅ごはん〉
- 揚げなす／金平ごぼう／牛肉・ピーマン・もやしの炒め物／マヨめんたい蒟蒻パスタ／アサヒスタイルフリー350ml を1缶、焼酎水割りを4杯／シュクリーベチョコ2個

レシピ→42ページ参照

**帰宅後**
- 間食、6Pチーズ2個、シュクリーベ・アーモンドチョコ2個、小さいミカン1個

## 7月6日(金)

**朝**
- インスタントコーヒーに生クリームを少量入れて、1杯／江部診療所に移動して、コーヒー＋生クリーム

**昼**江部診療所で糖質制限なお弁当。
（薬品メーカーさんの勉強会。お弁当会?）
- 牛シャブサラダ（ポン酢ジュレ）レ焼き（塩コショウ、わさび）／十勝若牛のヒレ焼き／京たんくろ和牛のモモ焼き（特製タレ）／豆腐麺と豚と野菜のチャンプルー

▼高雄病院に移動して病棟回診。

**帰宅後**
- 間食、6Pチーズ2個、シュクリーベ・アーモンドチョコ2個

## 7月7日(土)

**朝**
- インスタントコーヒーに生クリームを少量入れて、1杯／江部診療所に移動して、コーヒー＋生クリーム

**昼**〈病院スタッフお手製〉
- ズッキーニと豚肉のチャンプルー／その他、ミックスナッツを50g を1袋

レシピ→53ページ参照

**夕**〈自宅ごはん〉
- だし巻き玉子／厚揚げと牛肉野菜炒め／イカリング揚げ／アサヒスタイルフリー350ml を1缶、焼酎水割りを4杯／シュクリーベチョコ2個、6Pチーズ2個

レシピ→44ページ参照

▼高雄病院に移動して病棟回診

## 7月8日(日)

**朝**
- インスタントコーヒーに生クリームを少量入れて、1杯。

**昼**〈自宅ごはん〉
- さっぱりサラダ／鯖の竜田揚げ／一口豚カツ／もやしとニラの炒め物／きゅうりの漬け物

レシピ→48ページ参照

**夕**〈外食：スペイン料理「カフェ・ハルディン」にて〉
- ぶりの照り焼きおろし添え／ウィンナーサラダ／卵豆腐／キリンゼロ350ml を1缶／赤ワイン½本／焼酎水割り3杯

レシピ→46ページ参照

# 1カ月密着 Dr.江部「糖質制限」生活

## 7月9日(月)

**朝**
- インスタントコーヒーに生クリームを少量入れて、1杯。高雄病院京都駅前診療所に出勤して、ブラック・コーヒーを1杯。

**昼** 〈外食::『ホテル・ステーション京都・西館』にて、ランチバイキング〉
診察終了後
- 白身魚の天ぷら/シシトウの天ぷら/鶏・大根・油揚げの煮物/ミニチーズハンバーグ/ウインナー/豚シャブとサラダ/肉じゃがのじゃがが抜く/穴子の煮物/ひじき/味噌汁/ブラックコーヒー

**夕**
- 昆布だしと白湯だし/牛肩ロース、豚ロース、豚バラ、軟骨入りつくねを各2人前/野菜盛り合わせ/豆腐、生卵、薄揚げ/アサヒスタイルフリー350mlを1缶、焼酎水割り4杯

## 7月10日(火)

**朝**
- インスタントコーヒーに生クリームを少量入れて、1杯。

**昼** 〈自宅ごはん〉 レシピ→50ページ参照
- キングサーモンの香草焼き/チーズオムレツ

**夕** 〈自宅ごはん〉 レシピ→52ページ参照
- 冷奴/なすとキャベツと牛肉の炒め物/サントリーオールフリー350mlを1缶

帰宅後
- ウィンブルドンテニス男子決勝を見ながら、焼酎水割り3杯。

娘夫婦と一緒に。
- 糖質制限パスタ/糖質制限ピザ/アボカドと鮭のマリネ/糖質制限ミラノ風カツレツ/チキンのトマト・チーズ・ズッキーニ・パプリカ焼き/グラスワイン赤2杯、芋焼酎水割り1杯

## 7月11日(水)

**朝**
- インスタントコーヒーに生クリームを少量入れて、1杯。

**昼** 〈高雄病院糖質制限給食〉 レシピ→72ページ参照
- 鶏肉葱ソース/白菜と厚揚げの煮浸し/マーボー豆腐

**夕** 〈外食::『かごのや』にて〉
江部診療所の夜診が終了後
- 中トロの刺身/さざえの磯焼き/鶏の空揚げ/だし巻き卵/チャンジャ/枝豆/キムチ/イカシュウマイ/海鮮サラダ

帰宅後
- 焼酎の水割り4杯、つまみは、カリーベチョコ2個、げそ一袋(小)、シュクリーベアーモンドチョコ

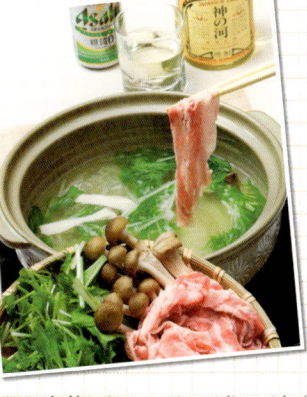
- 豚と水菜ときのこのしゃぶしゃぶ/アサヒスタイルフリー350mlを1缶、焼酎水割り3杯。

## 7月12日(木)

**朝**
- インスタントコーヒーに生クリームを少量入れて、1杯。

**昼** 〈高雄病院糖質制限給食〉 レシピ→74ページ参照
- 銀鮭のマヨネーズ焼き/ほうれん草のごま和え/高野豆腐といんげんの煮物/目玉焼き/鶏もも肉のハーブ焼き

**夕** 〈外食::近所の居酒屋へ〉
- 兄夫婦や娘一家(3名)や姪一家(3名)、兄の外国時友人一家(3名)と大勢で
- 刺身、蛸、鰹のたたき、鮪、いくら、きずし、鱧、鯛/黒毛和牛焼き肉/鶏の七輪焼き/鱧の天ぷら/野菜と魚の七輪焼き/鶏のホホバ焼き/だし巻き卵/しらす/さらし鯨酢味噌/冷奴

## 7月13日(金)

**朝**
- インスタントコーヒーに生クリームを少量入れて、1杯。江部診療所に移動して、コーヒー+生クリーム

**12時**
- コーヒー+生クリーム
- ミックスナッツ100gを1袋/スライスチーズを電子レンジでチンしてかりかりにしたものを15個

▼ 外来が忙しかったので時間がなくて、すぐに高雄病院に移動。病棟回診。

帰宅後
- 間食、6Pチーズ2個、サントリーオールフリー350ml1缶。

**夕** 〈自宅ごはん〉 レシピ→54ページ参照
- 糖質制限ピザ●大豆パスタ●しらたきと明太

## 7月14日(土)

**朝**
- インスタントコーヒーに生クリームを少量入れて、1杯／江部診療所に移動して、コーヒー＋生クリーム

**昼**〈病院スタッフお手製〉 レシピ▶76ページ参照
- 糖質制限なタイカレー
- 野菜とハムのサラダ

**夜**〈外食：『大磯プリンスホテル』にてバイキング〉
- 生クリーム入りコーヒー

脳卒中治療研究会・大磯セミナー2012で、「脳卒中予防と糖尿病：糖質制限の有用性」講演後、懇親会で会食。
- ローストビーフ／イカ・海老・セロリ炒め／卵もやし炒め／ハム・ベーコン・チキンサラダとスモークサーモンのサラダ／酒：アサヒスタイルフリー3缶、焼酎水割り杯
- 部屋で、キリンゼロ2缶、糖質ゼロ缶チューハイ

## 7月15日(日)

**朝**〈外食：『大磯プリンスホテル』にてバイキング〉
折角なので、本日は朝をしっかり食べて、昼食は抜きとする。
- 辛子明太子とじゃこおろし／焼き魚／かまぼこ2切れ／ベーコン、ウィンナーソーセージ、スクランブルエッグ／トマト・キュウリ・レタスサラダ／味噌汁／コーヒー

**昼**
京都に帰って、午後からは、2012年臨床漢方薬理研究会(第107回例会)で特別講義、「糖尿病治療に有効な現代人の食餌療法：糖質制限食」

**夜**夕懇親会は、〈外食：『料亭「八千代」』にて〉
- 先附／前菜(七種盛り合わせ)／吸い物・椀刺身・造り／焼物／揚物／煮物／蒸し物／酢の物／和え物／ご飯／止め椀・香の物／水菓子／焼酎水割りを3杯
※ご飯とか、飾り寿司とか、ソーメンは、食べない。

**帰宅後**
- シュクリーベチョコ4個をおつまみに、焼酎水割りを3杯。

## 7月16日(祝日)

**朝**
- インスタントコーヒーに生クリームをごく少量入れて、1杯。生クリームを切らしたので、少量の牛乳で代用。

**昼**
- 『カフェ・ハルディン』の糖質制限ピザを丸ごと1枚、インスタントコーヒーに牛乳をごく少量入れて、1杯。

**帰宅後**
- テニスから帰って、シュクリーベチョコ2個と、サントリーオールフリー350mlを1缶。

**夕**〈自宅ごはん〉 レシピ▶56ページ参照
- 白菜・水菜・豆腐と豚しゃぶ／ゆで卵とトマトのサラダ／やきとり／アサヒスタイルフリー350ml缶を1缶／赤ワインボトル½本／焼酎水割り2杯／焼酎ロック1杯

## 7月17日(火)

**朝**
- インスタントコーヒーに生クリーム少量入れて、1杯。

**昼**〈高雄病院糖質制限給食〉 レシピ▶78ページ参照
- 大根と豚の煮物／にんじん・いんげんのごま和え／うまき卵／冬瓜と鶏肉のくず汁／冷奴

**朝**
- インスタントコーヒーに生クリーム少量入れて、1杯。

## 7月18日(水)

**朝**
- インスタントコーヒーに生クリーム少量入れて、1杯。

**昼**〈高雄病院糖質制限給食〉 レシピ▶78ページ参照
- 銀鮭の照り焼き／ひじきと油揚げの煮物／大根とツナの和え物／絹豆腐の卵とじ

**診療所終了後**
- スライスチーズを電子レンジでチンしてかりにしたものをおやつに15個

**夕**〈自宅ごはん〉(別オーダー) レシピ▶80ページ参照
- ワカメスープ／ナムル盛り／キムチ盛り／つまみ：直径5cmの小さなミカン1個、冷奴、シュクリーベチョコ2個／アサヒスタイルフリー350ml1缶、焼酎水割り4杯

**夕**
- 牛焼き肉のチシャ包み／マグロ・イカ・ヒラメの刺身盛り／具がたくさんの味噌汁／キリン濃い味ゼロ発泡酒350ml1缶、焼酎水割り4杯／6Pチーズ2個、シュクリーベチョコ3個、イカの姿焼き煎餅(1袋)

**21:30**〈外食：『焼き肉南山』糖質オフ焼き肉コース〉
- ローストビーフオードブルサラダ／京たんとろ和牛と岩手短角牛の焼き肉／九条ネギと肉みそチーズの焼きいなり／デザートにラズベリーソースパンナコッタ

28

## 1カ月密着 Dr.江部「糖質制限」生活

### ○7月23日（月）

**朝**
- インスタントコーヒーに生クリームを少量入れて、1杯／高雄病院京都駅前診療所に出勤して、ブラック・コーヒーを1杯。

**昼**
外来がとても忙しかったので、『セブンイレブン』で購入し、診療所で食事。
- 蒸し鶏サラダ／豆腐とゴーヤチャンプルー／枝豆／冷たいブラックコーヒー

**夜**〈外食：スペイン料理『カフェ・ハルディン』にて〉糖質制限OK食品試食会。
- ドライカレー／鶏の竜田揚げ／カツ丼／鰻丼／アボカドの揚げ物にカレーをつけて／糖質制限ピザ／サントリーオールフリー1瓶とコーヒー

**帰宅後**
- 酒：焼酎水割り5杯／つまみ：アタリメ16g、だし醤油味うずら卵50g（いずれもコンビニ・デイリーヤマサキ）

### ○7月24日（火）

**朝**
- インスタントコーヒーに生クリームを少量入れて、1杯。

**昼**〈高雄病院糖質制限給食〉レシピ→82ページ参照
- 厚揚げとなすの豆板醤炒め／中華スープ／スクランブルエッグ／大豆のマヨネーズサラダ

**夜**〈自宅ごはん〉レシピ→60ページ参照
- 豚肉とピーマンの炒め／ゴーヤとひじきのチャンプルー／ササミの紫蘇はさみ揚げ／焼酎水割り4杯

### ○7月25日（水）

**朝**
- インスタントコーヒーに生クリームを少量入れて、1杯。

**昼**〈高雄病院糖質制限給食〉レシピ→84ページ参照
- 鯖の照り焼き／なすのごま和え／ひじき・ピーマンの炒め物／納豆／鶏肉と大根の煮物

**診療所終了後**
江部診療所に移動して、ブラックコーヒー＋生クリーム

**夜**〈外食：しゃぶしゃぶ『和食さと』の食べ放題〉娘と連れ合いと3人で。
- だし：昆布だしと白湯だしをチョイス／牛肩ロース、鶏肉、豚ロース、豚バラ、軟骨入りつくねを各2人前／野菜盛り合わせ／豆腐、生卵、薄揚げ／キリン濃い味糖質ゼロ350㎖を1缶、焼酎水割り4杯／デザート…メロンを1/3個

**夜**〈自宅ごはん〉レシピ→62ページ参照
- 天然鯛の焼き物／ゴーヤ・豚・卵チャンプルー／厚揚げ焼き／おくらのタタキ／辛子明太子ときゅうり／トマト・チーズのオリーブオイル炒め／焼酎水割り4杯

※ルフリー1缶 ●つまみ：コンビニのめざし15gを1袋、ミックスナッツ30粒、カロリーゼロゼリー1個

### ○7月26日（木）

**朝**
- インスタントコーヒーに生クリームを少量入れて、1杯。

**昼**〈高雄病院糖質制限給食〉レシピ→86ページ参照
- ハンバーグ／にんじんと油揚げの味噌汁／厚揚げとゴーヤのカレー炒め／なすのそぼろ煮

**帰宅後**
- 間食、キリンゼロ1缶／アサヒスタイルフリー1缶

### ○7月27日（金）

**朝**
- インスタントコーヒーに生クリーム少量入れて、1杯／江部診療所について、コーヒーと生クリーム、1杯。

**昼**江部診療所で、
- 蒸し鶏サラダと豚シャブ・ネギ（セブンイレブン）

**夜**〈同級生の集まりで外食〉
- 牛シャブ、焼酎水割り4杯。
- 帰宅して、焼酎水割り1杯。

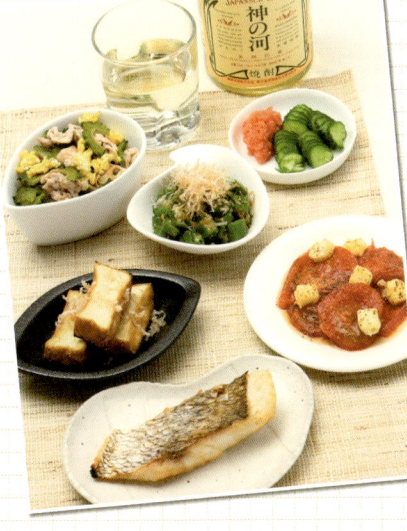

## 献立 01 6月26日 Sat 自宅・夕食
# 八宝菜とイカ・アスパラ炒め定食

### 食べものリスト
- 八宝菜  ■ イカとアスパラの炒めもの  ■ マグロの刺身
- 牛肉のオリーブソテー  ■ 生ハムとキャベツのサラダ
- きゅうりのキムチ（市販品）

### 酒
- アサヒスタイルフリー 2本（350mℓ缶）  ■ 焼酎水割り（3杯）

Total 糖質 16.1g

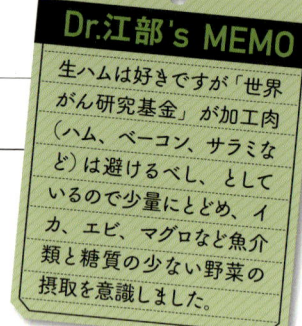

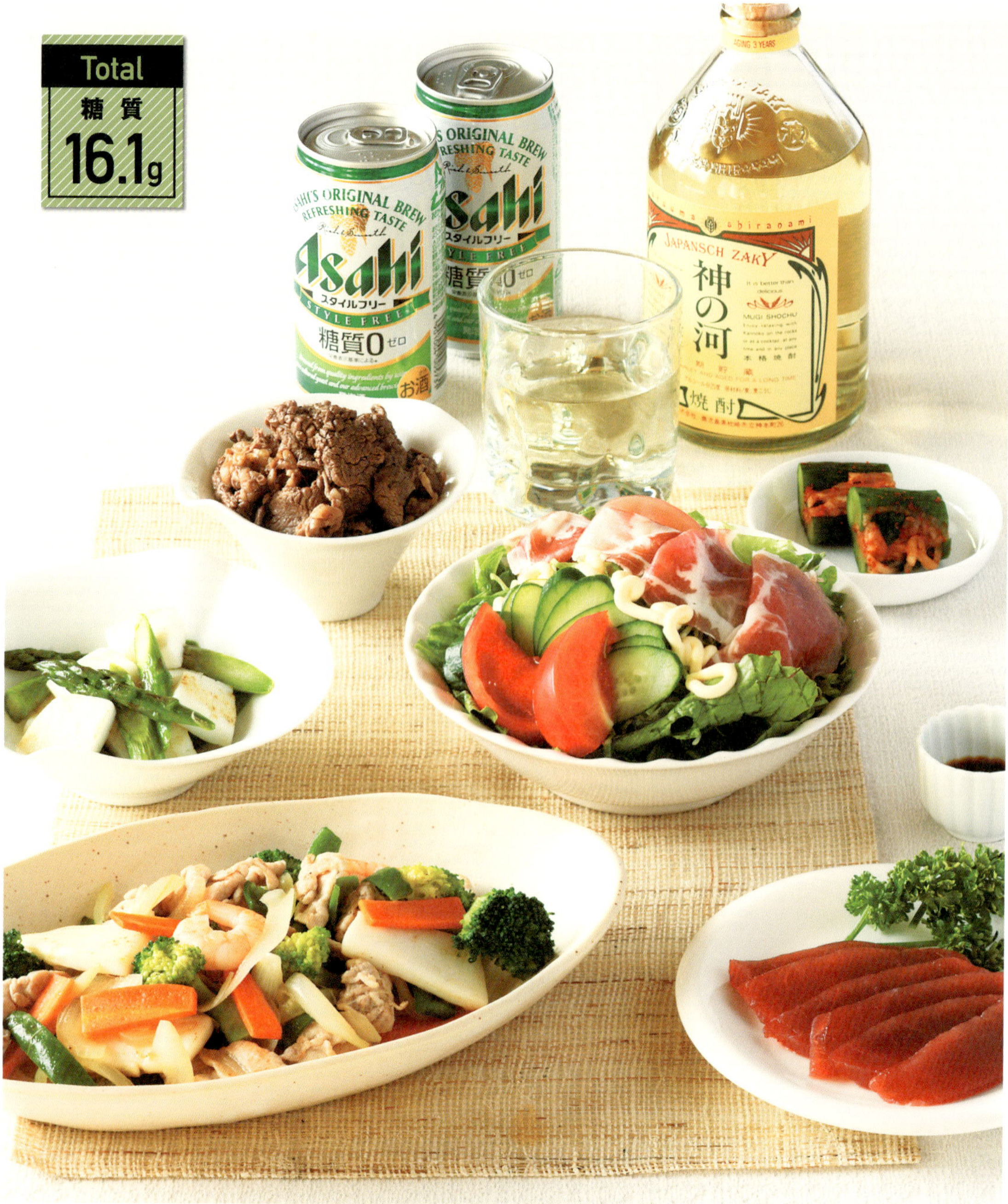

Dr.江部's MEMO

生ハムは好きですが「世界がん研究基金」が加工肉（ハム、ベーコン、サラミなど）は避けるべし、としているので少量にとどめ、イカ、エビ、マグロなど魚介類と糖質の少ない野菜の摂取を意識しました。

Dr. 江部「糖質制限献立」 献立01

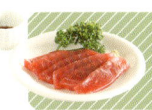
## マグロの刺身
**糖質 1.1g** / 76kcal

### 材料 (1人分)
- マグロ（刺身）……………………60g (6切れ)
- パセリ………………………………少々
- 練りわさび…………………………少々
- しょうゆ（こいくち）……………6g (小さじ1)

### 作り方
1. 器にマグロを盛り、パセリを添える。
2. 別の器に練りわさび・しょうゆを入れる。

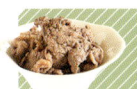
## 牛肉のオリーブソテー
**糖質 0.5g** / 320kcal

### 材料 (1人分)
- 牛肉（肩・赤身スライス）………150g
- 塩……………………………………少々
- こしょう……………………………少々
- オリーブ油…………………………2g (小さじ½)

### 作り方
1. フライパンを温めてオリーブ油を敷き、牛肉を炒め、塩・こしょうで味を調える。
2. 器に①を盛る。

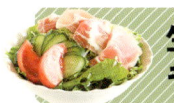
## 生ハムとキャベツのサラダ
**糖質 5.6g** / 164kcal

### 材料 (1人分)
- 生ハム………………………………20g (4枚)
- キャベツ……………………………80g (1⅓枚)
- きゅうり……………………………30g (⅓本)
- レタス………………………………20g (1枚)
- トマト………………………………50g (⅓個)
- マヨネーズ…………………………12g (大さじ1)

### 作り方
1. キャベツはせん切り、きゅうりは斜めスライス、レタスはひと口大、トマトはくし切りにする。
2. 器に①・生ハムを盛り、マヨネーズを添える。

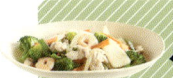
## 八宝菜
**糖質 6.0g** / 233kcal

### 材料 (1人分)
- 豚ロース肉（スライス）…………60g
- イカ…………………………………30g
- にんじん……………………………20g
- ピーマン……………………………30g (1個強)
- たまねぎ……………………………50g (¼個)
- ブロッコリー………………………50g (⅙株)
- むきエビ……………………………30g
- 塩……………………………………少々
- こしょう……………………………少々
- オリーブ油…………………………3g (小さじ1弱)

### 作り方
1. 豚ロース肉はひと口大に切り、イカは拍子切りにする。
2. にんじん、ピーマンは拍子切り、たまねぎは5㎜スライスにする。ブロッコリーは小房に分け、固めにゆがく。
3. フライパンを温めてオリーブ油を敷き、①・②・むきエビを炒め、塩・こしょうで味を調える。
4. 器に③を盛る。

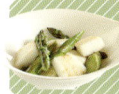
## イカとアスパラの炒めもの
**糖質 1.3g** / 70kcal

### 材料 (1人分)
- アスパラガス………………………70g (2⅓本)
- イカ…………………………………60g
- 塩……………………………………少々
- こしょう……………………………少々
- オリーブ油…………………………2g (小さじ½)

### 作り方
1. アスパラガスは3㎝長さの斜め切り、イカは外側に斜めの格子の切り込みを入れて2×4㎝幅に切る。
2. フライパンを温めてオリーブ油を敷き、①を炒め、塩・こしょうで味を調える。
3. 器に②を盛る。

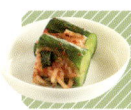
## きゅうりのキムチ（市販品）
**糖質 1.6g** / 14kcal

### 材料 (1人分)
- きゅうりキムチ……………………30g

## 献立 02 6月29日 Fri 自宅・夕食
# 大豆麺のピリ辛明太子パスタ定食

### 食べものリスト
- 大豆麺のピリ辛明太子パスタ
- 豚汁
- ツナ缶ピリ辛味（市販品）
- やきとり塩味（缶詰）

### 酒
- アサヒスタイルフリー　1本（350mℓ缶）
- 焼酎オンザロック（2杯）

### Dr.江部's MEMO
明太子パスタはよく食べます。明太子そのものが大好物なのです。ぴり辛いものはたいてい好みです。豚汁も、野菜・豆腐など具をたくさん入れてよく食べます。焼酎は水割りが安全ですが、たまにロックです。

**Total 糖質 12.2g**

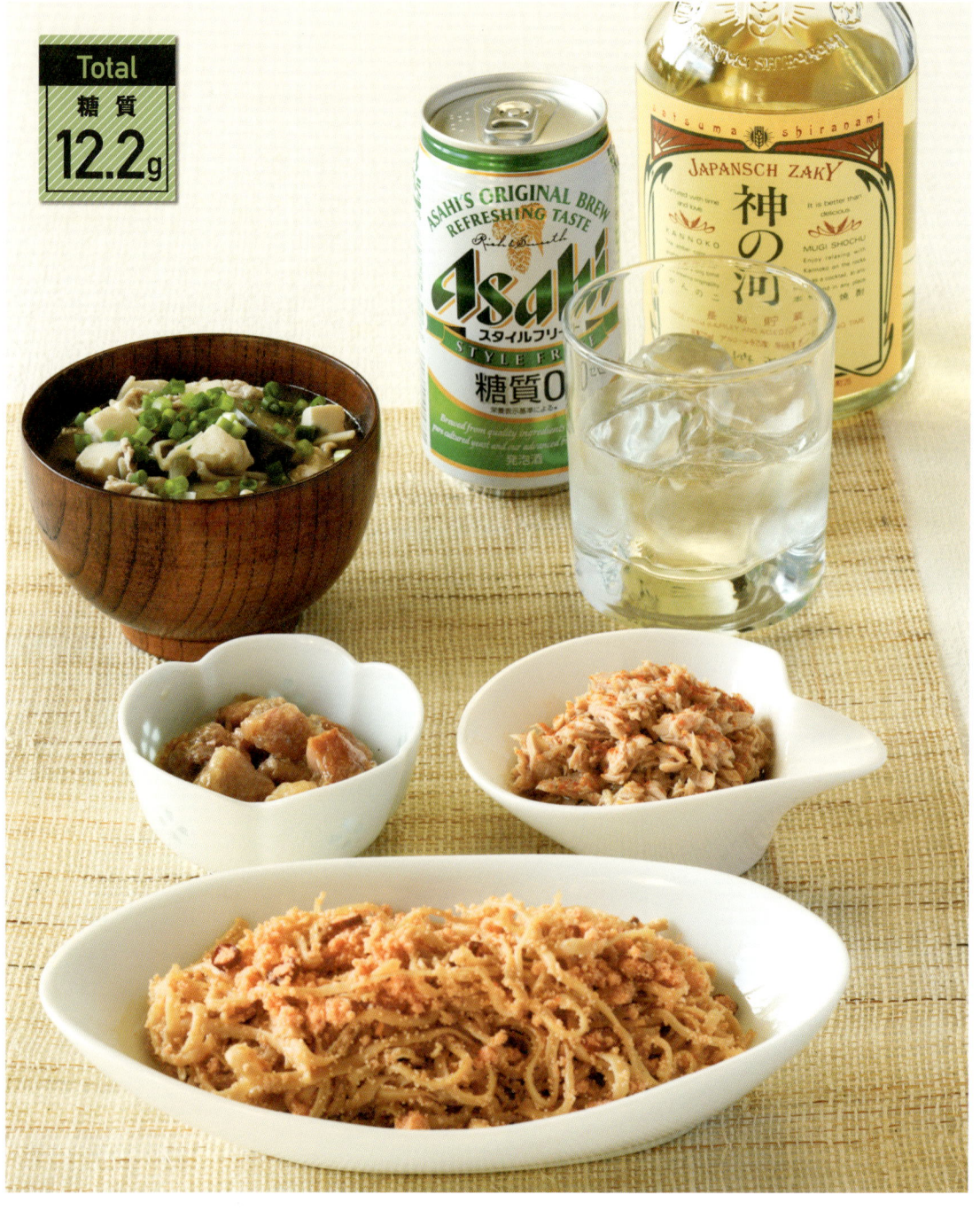

Dr. 江部「糖質制限献立」 献立02

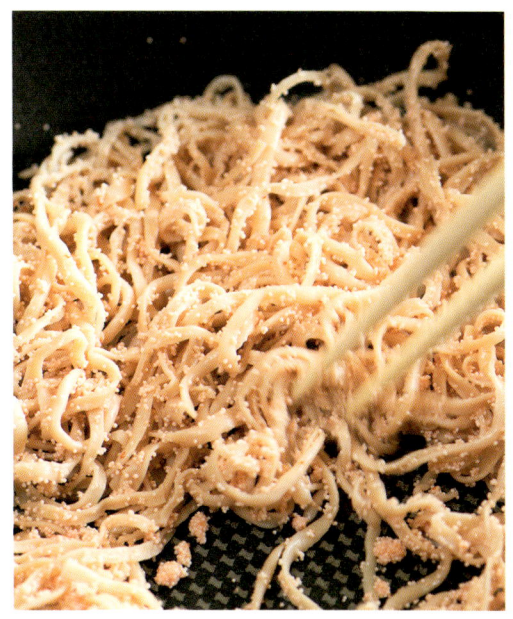

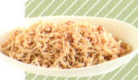 大豆麺のピリ辛明太子パスタ

糖質 **5.4g** / 249kcal

**材料**（1人分）
- 生大豆麺‥‥‥‥‥‥‥‥‥‥‥‥100g（½袋）
- ※「大豆パスタ」で代用可能（P.23参照）
- 辛子明太子‥‥‥‥‥‥‥‥‥‥‥‥‥‥50g
- オリーブ油‥‥‥‥‥‥‥‥‥‥8g（小さじ2）
- 塩‥‥‥‥‥‥‥‥‥‥‥‥‥‥‥‥‥少々
- こしょう‥‥‥‥‥‥‥‥‥‥‥‥‥‥少々
- 鷹の爪（輪切り）‥‥‥‥‥‥‥‥‥‥少々

**作り方**
① 鍋に湯を沸かし、生大豆麺を入れて約3分ゆでる。
② フライパンを温めてオリーブ油を敷き、鷹の爪を炒め、香りがでてきたら①を加えて炒める。
③ ②に辛子明太子をほぐしながら加え、塩・こしょうで味を調える。
④ 器に③を盛る。

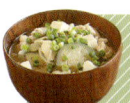 豚汁

糖質 **6.6g** / 140kcal

**材料**（1人分）
- 絹豆腐‥‥‥‥‥‥‥‥‥‥‥‥30g（⅛丁）
- 油揚げ‥‥‥‥‥‥‥‥‥‥‥‥10g（⅓枚）
- たまねぎ‥‥‥‥‥‥‥‥‥‥‥20g（¹⁄₁₀個）
- なす‥‥‥‥‥‥‥‥‥‥‥‥‥30g（⅓本）
- 豚ロース肉（スライス）‥‥‥‥‥‥‥‥20g
- えのき茸‥‥‥‥‥‥‥‥‥‥‥20g（⅕袋）
- 葉ねぎ*‥‥‥‥‥‥‥‥‥‥‥‥‥‥‥5g
- みそ‥‥‥‥‥‥‥‥‥‥‥10g（小さじ1⅔）
- だし汁‥‥‥‥‥‥‥‥‥‥150cc（¾カップ）
- ＊白い部分が少なく、緑の部分が多いねぎ

**作り方**
① 絹豆腐はさいの目切り、油揚げは細切り、たまねぎはスライス、なすは半月切り、豚ロース肉はひと口大、えのき茸は根元を切り落として2cm長さに切る。
② 葉ねぎは小口切りにする。
③ 鍋に①・だし汁を入れて煮る。
④ ③にみそを溶き入れ、器に盛り、②を散らす。

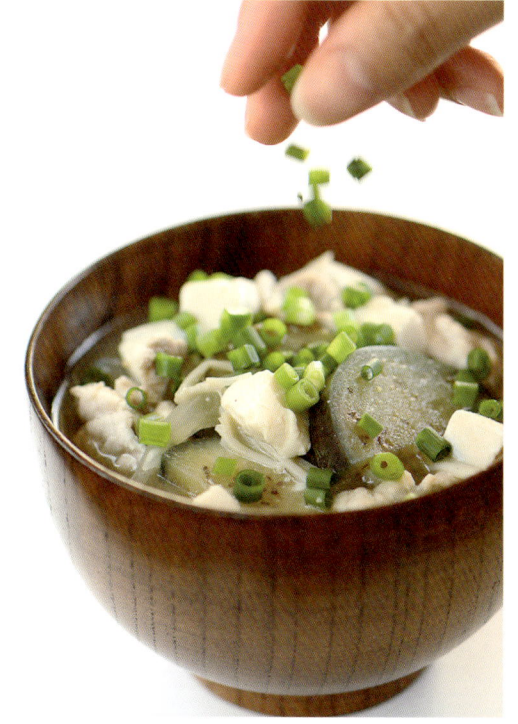

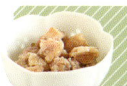 やきとり塩味（缶詰）

糖質 **0.1g** / 118kcal

**材料**（1人分）
- やきとり塩味（缶詰）‥‥‥‥‥‥50g（1缶）
- ※ホテイフーズコーポレーション

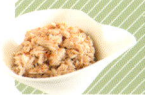 ツナ缶ピリ辛味（市販品）

糖質 **0.1g** / 214kcal

**材料**（1人分）
- ツナ缶ピリ辛味‥‥‥‥‥‥‥‥‥80g（1缶）

## 献立 03 | 7月1日 | Sun | 自宅・夕食
## 鶏の空揚げと牛肉のポン酢がけ定食

▶ **食べものリスト**
- タコのカルパッチョ
- 鶏の空揚げ
- 冷奴
- アスパラとトマトのサラダ
- 牛肉のポン酢がけ

▶ **酒**
- アサヒスタイルフリー 1本（350ml缶）
- 焼酎水割り（4杯）

### Dr.江部's MEMO
鶏の空揚げも大好きでよく食べます。牛肉も日常的に食卓に上がります。ポン酢は一番よく使う調味料の一つです。豆腐・野菜・魚介は好ましい食品なのでよく摂ります。タコのカルパッチョでアクセントです。

**Total 糖質 19.5g**

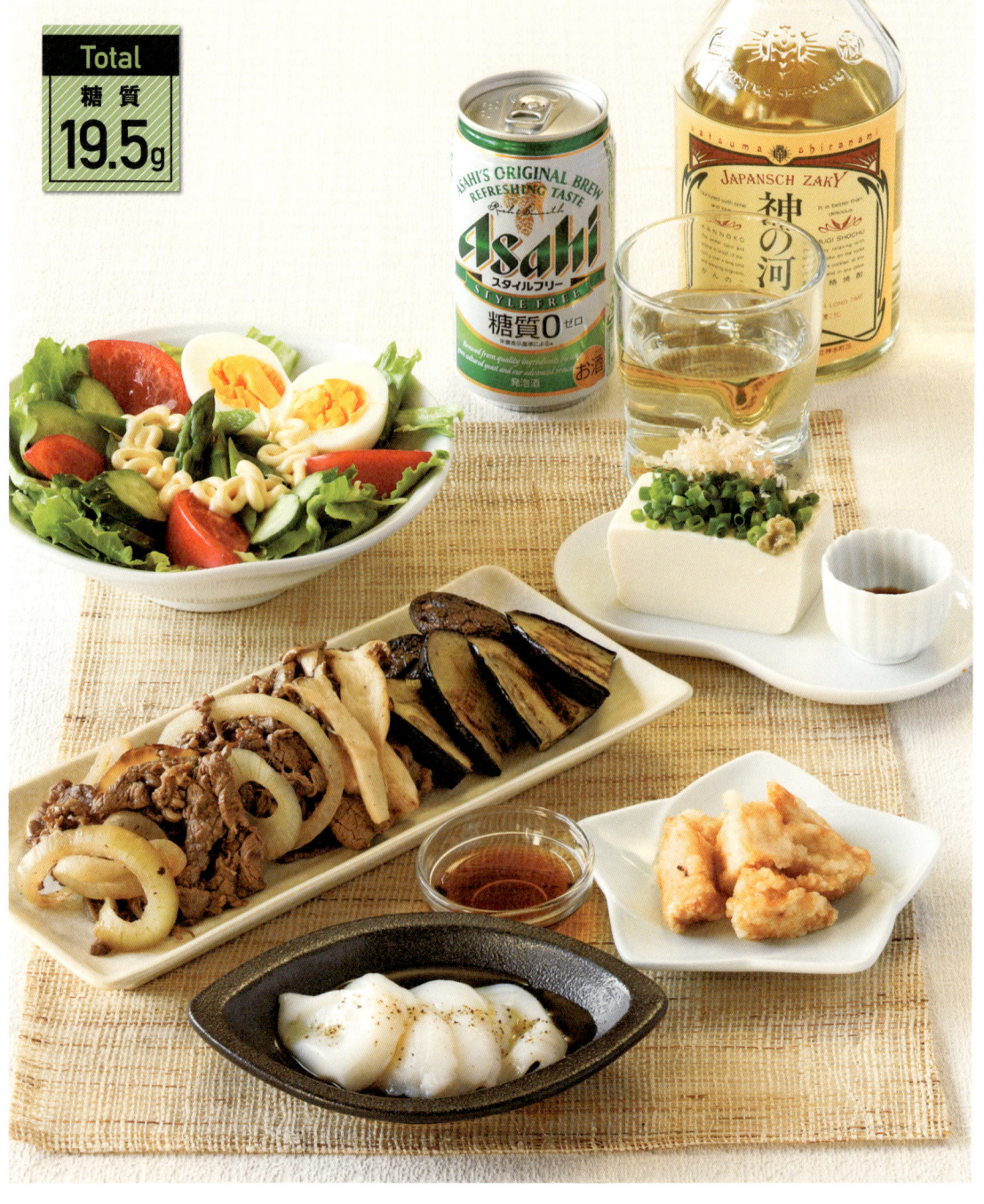

Dr.江部「糖質制限献立」 献立03

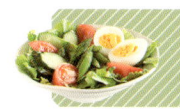

## アスパラとトマトのサラダ
**糖質 4.2g / 184kcal**

**材料**（1人分）
- アスパラガス……………………30g（1本）
- レタス………………………………40g（2枚）
- きゅうり……………………………30g（⅓本）
- トマト………………………………50g（⅓個）
- ゆで卵………………………………60g（1個）
- マヨネーズ…………………………12g（大さじ1）

**作り方**
1. アスパラガスは3cm長さの斜め切りにし、塩（分量外）を加えた熱湯でゆで冷水に取る。
2. レタスはひと口大、きゅうりは斜めスライス、トマトはくし切り、ゆで卵は半分に切る。
3. 器に①・②を盛り、マヨネーズを添える。

## 牛肉のポン酢がけ
**糖質 8.5g / 360kcal**

**材料**（1人分）
- 牛肉（肩・赤身スライス）……………150g
- たまねぎ……………………………70g（⅓個）
- エリンギ……………………………20g（1本）
- なす…………………………………60g（¾本）
- しいたけ……………………………30g（2枚）
- 塩……………………………………少々
- こしょう……………………………少々
- 油*……………………………………2g（小さじ½）

＊高オレイン酸タイプの油がおすすめ

〈ポン酢〉
- しょうゆ（こいくち）………………6g（小さじ1）
- 酢……………………………………5g（小さじ1）

**作り方**
1. たまねぎは輪切り、エリンギは縦3等分に切り、なすは縦4等分に切る。
2. しょうゆ・酢を混ぜてポン酢を作り、器に入れる。
3. 鉄板を温めて油を敷き、①・牛肉・しいたけを焼いて塩・こしょうをふる。
4. 器に③を盛り、②をつける。

## タコのカルパッチョ
**糖質 0.1g / 87kcal**

**材料**（1人分）
- タコ（刺身）…………………………50g
- オリーブ油…………………………4g（小さじ1）
- 塩……………………………………少々
- こしょう……………………………少々

**作り方**
1. 器にタコを盛り、オリーブ油をかけ、塩・こしょうをふる。

## 鶏の空揚げ
**糖質 2.5g / 248kcal**

**材料**（1人分）
- 鶏むね肉……………………………60g
- 塩……………………………………少々
- こしょう……………………………少々
- 片栗粉………………………………3g（小さじ1）
- 揚げ油*………………………………適量

＊高オレイン酸タイプの油がおすすめ

**作り方**
1. 鶏むね肉はひと口大に切り、塩・こしょうで下味をつけ、片栗粉をまぶす。
2. 揚げ油を温め、①を揚げる。
3. 器に②を盛る。

## 冷奴
**糖質 4.2g / 96kcal**

**材料**（1人分）
- 絹豆腐………………………………150g（⅗丁）
- 葉ねぎ*………………………………5g
- かつお節（糸削り）…………………少々
- しょうゆ（こいくち）………………6g（小さじ1）
- 練りわさび…………………………少々

＊白い部分が少なく、緑の部分が多いねぎ

**作り方**
1. 葉ねぎは小口切りにする。
2. 器に絹豆腐を盛り、①・かつお節・練りわさびをのせ、しょうゆをかける。

## 献立 04 7月2日 | Mon | 自宅・夕食
# 豚のしょうが焼きとおかずたっぷり定食

### 食べものリスト
- 豚のしょうが焼き　■ レタスとたまねぎのサラダ　■ 焼き鳥
- きゅうり・なすの漬け物（市販品）　■ 海老としいたけ・セロリの炒め物
- ししゃも　■ おいしい糖質制限パン

### 酒・つまみ
- 焼酎水割り（3杯）　■ ミックスナッツ（20粒）　■ シュクリーベ・アーモンドダークチョコ（4個）

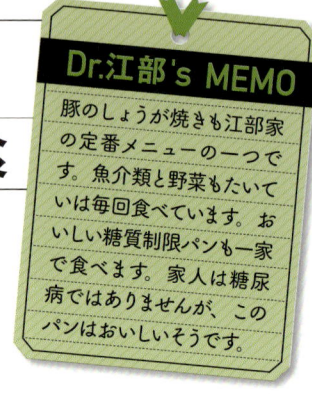

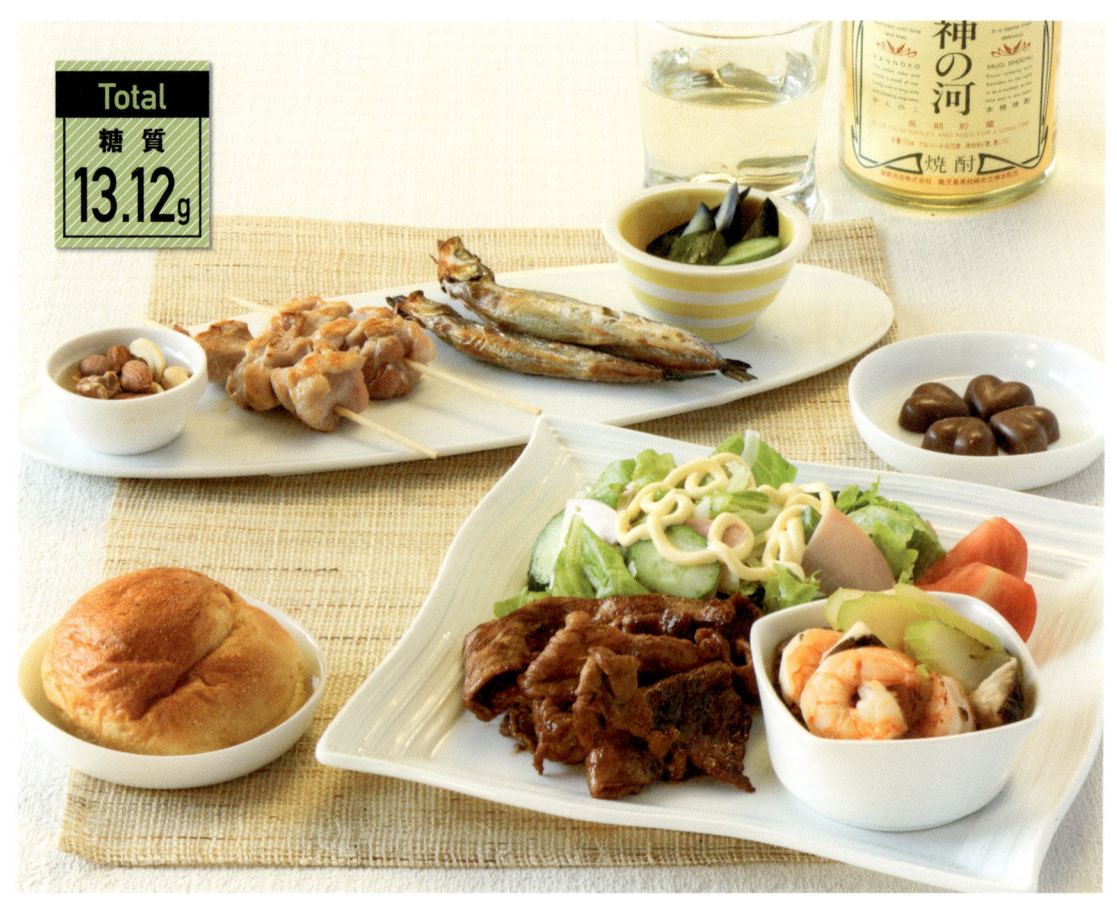

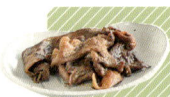

**Dr.江部's MEMO**
豚のしょうが焼きも江部家の定番メニューの一つです。魚介類と野菜もたいていは毎回食べています。おいしい糖質制限パンも一家で食べます。家人は糖尿病ではありませんが、このパンはおいしいそうです。

**Total 糖質 13.12g**

## 豚のしょうが焼き　糖質 0.8g　114kcal

### 材料（1人分）
- 豚もも肉（スライス）……………………70g
- しょうが………………………………………3g
- 酒………………………………1g（小さじ1/5）
- ラカントS………………………2g（小さじ1/2）
  ※糖質制限ドットコムで購入可（P.23参照）
- しょうゆ（こいくち）……………5g（小さじ1弱）
- 油*………………………………2g（小さじ1/2）
  *高オレイン酸タイプの油がおすすめ

### 作り方
1. しょうがはすりおろす。
2. ボウルに①・酒・ラカントS・しょうゆを入れて混ぜ、豚もも肉を漬ける。
3. フライパンを温めて油を敷き、②を焼く。
4. 器に③を盛る。

Dr. 江部「糖質制限献立」 献立04

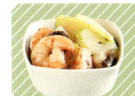

## 海老としいたけ・セロリの炒め物
**糖質 0.9g / 85kcal**

**材料**（1人分）
- エビ……………………………………50g
- しいたけ……………………40g（2 ½枚）
- セロリ………………………40g（⅖本）
- オリーブ油……………………4g（小さじ1）
- 塩………………………………………少々
- こしょう………………………………少々

**作り方**
1. エビは殻をむいて背わたを取り、しいたけは4等分に切り、セロリは斜めスライスする。
2. フライパンを温めてオリーブ油を敷き、①を炒め、塩・こしょうで味を調える。
3. 器に②を盛る。

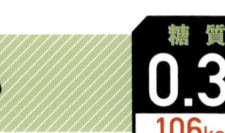

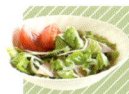

## レタスとたまねぎのサラダ
**糖質 4.7g / 227kcal**

**材料**（1人分）
- たまねぎ………………………………10g
- レタス……………………30g（1 ½枚）
- きゅうり……………………20g（⅕本）
- トマト………………………50g（⅓個）
- ロースハム…………………………20g（1枚）
- マヨネーズ…………………24g（大さじ2）

**作り方**
1. たまねぎは薄くスライスし、水にさらす。
2. きゅうりは斜めスライス、レタスはひと口大にちぎり、トマトはくし切り、ロースハムは食べやすい大きさに切る。
3. 器に水切りした①・②を盛り、マヨネーズを添える。

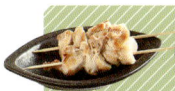

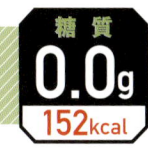

## ししゃも
**糖質 0.3g / 106kcal**

**材料**（1人分）
- ししゃも……………………60g（3尾）

**作り方**
1. ししゃもは魚焼きグリルで焼き、器に盛る。

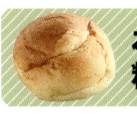

## 焼き鳥
**糖質 0.0g / 152kcal**

**材料**（1人分）
- 鶏もも肉………………………………60g
- 塩………………………………………少々

**作り方**
1. 鶏もも肉は6等分に切り、2本の串に3切れずつ刺す。
2. フライパンを温めて①を焼き、塩をふる。
3. 器に②を盛る。

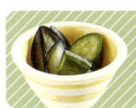

## おいしい糖質制限パン
**糖質 1.7g / 58kcal**

**材料**（1人分）
- おいしい糖質制限パン……………45g（1個）

※糖質制限ドットコムで購入可（P.23参照）

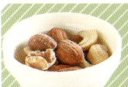

## きゅうり・なすの漬け物（市販品）
**糖質 0.9g / 7kcal**

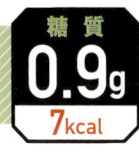

**材料**（1人分）
- きゅうりの漬物………………………20g
- なすの漬物……………………………20g

**作り方**
1. きゅうりの漬物・なすの漬物は食べやすい大きさに切り、器に盛る。

## ミックスナッツ
**糖質 2.9g / 130kcal**

**材料**（1人分）
- ミックスナッツ……………………20粒

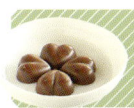

## チョコレート
**糖質 0.92g / 84kcal**

**材料**（1人分）
- シュクリーベ・アーモンドダークチョコ……16g（4個）

※糖質制限ドットコムで購入可（P.23参照）

## 献立 05 | 7月3日 | Tue | 自宅・昼食
# 牛肉・ピーマン・なす・にんじん炒め定食

### 食べものリスト
- 牛肉・ピーマン・なす・にんじん炒め
- 具沢山のきのこ味噌汁
- オクラのせ冷奴
- 白菜の漬け物（市販品）

### 飲み物
- ブラック缶コーヒー（2本）

### Dr.江部's MEMO
牛肉・ピーマン・なすなどの炒め物もよく食べます。味噌汁も我が家はとにかく具をたくさん入れて食べます。勿論味噌は糖質の少ない赤味噌です。夏は冷奴がとくに美味しいので毎日でも食べます。

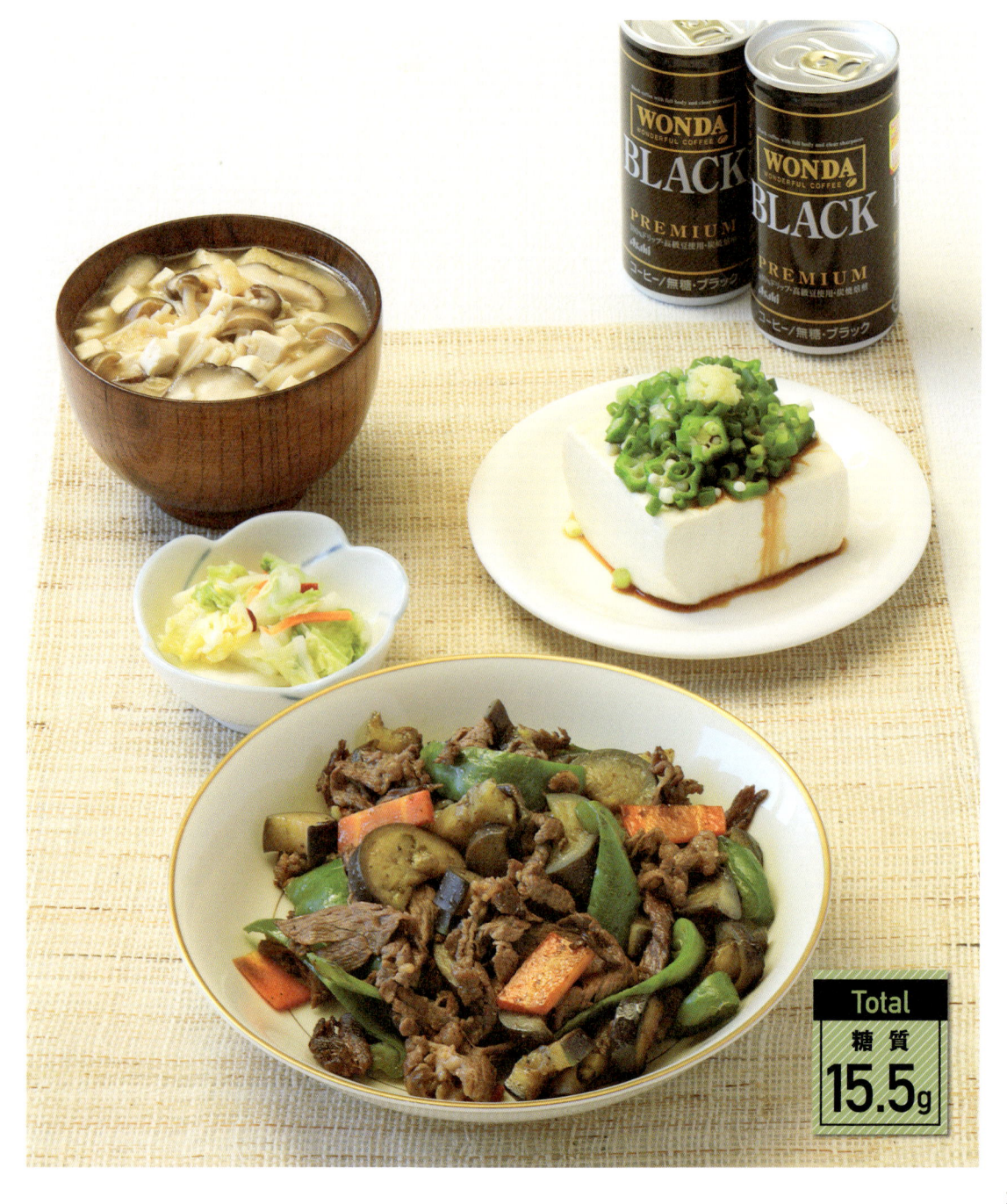

Total 糖質 15.5g

Dr. 江部「糖質制限献立」 献立05

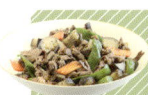

## 牛肉・ピーマン・なす・にんじん炒め

糖質 6.2g / 380kcal

**材料（1人分）**

牛肉（肩・赤身スライス）……………………150g
なす………………………………120g（1½本）
にんじん……………………………………30g
ピーマン………………………30g（1⅓個）
オリーブ油……………………………4g（小さじ1）
塩………………………………………………少々
こしょう………………………………………少々

**作り方**

❶ 牛肉はひと口大、なすは縦半分にしてから1cm厚さの斜め切り、にんじんは短冊切り、ピーマンは縦4等分に切る。
❷ フライパンを温めてオリーブ油を敷き、①を炒め、塩・こしょうで味を調える。
❸ 器に②を盛る。

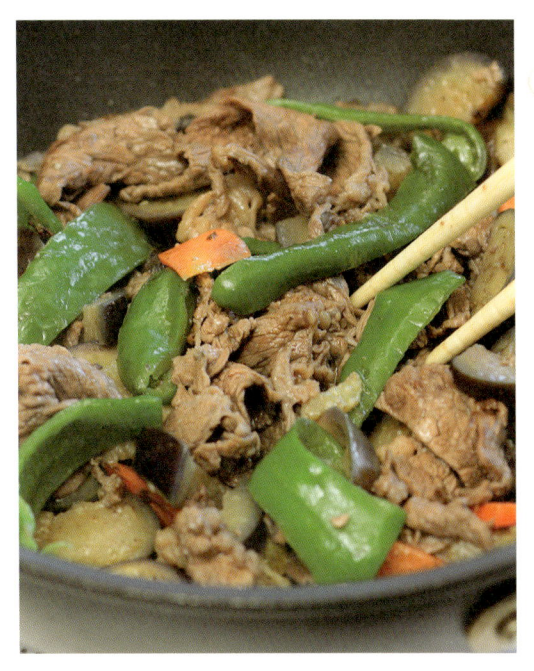

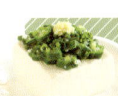

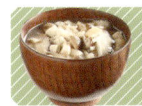

## オクラのせ冷奴

糖質 3.7g / 95kcal

**材料（1人分）**

絹豆腐……………………………150g（⅗丁）
オクラ………………………………20g（2本）
葉ねぎ*……………………………………5g
しょうが……………………………………3g
しょうゆ（こいくち）……………6g（小さじ1）
＊白い部分が少なく、緑の部分が多いねぎ

**作り方**

❶ オクラは塩（分量外）を入れた熱湯でゆで、冷水に取り輪切りにする。
❷ 葉ねぎは小口切り、しょうがはおろす。
❸ 器に絹豆腐を盛り、①・②をのせ、しょうゆをかける。

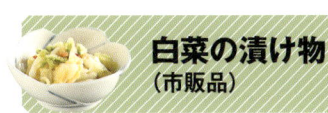

## 具沢山のきのこ味噌汁

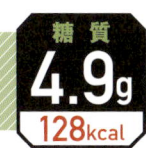

糖質 4.9g / 128kcal

**材料（1人分）**

絹豆腐………………………………30g（⅒丁）
えのき茸……………………………20g（⅕袋）
しめじ……………………………20g（⅕パック）
しいたけ…………………………20g（1⅓枚）
油揚げ………………………………20g（1枚）
みそ………………………………10g（小さじ1⅔）
だし汁………………………………………150cc

**作り方**

❶ 絹豆腐はさいの目切り、えのき茸は根元を切り落として3cm長さに切り、しめじは根元を切り落としてほぐし、しいたけはスライス、油揚げは細切りにする。
❷ 鍋にだし汁・①を入れて煮る。
❸ ②にみそを溶き入れ、器に盛る。

## 白菜の漬け物（市販品）

糖質 0.7g / 6kcal

**材料（1人分）**

白菜の漬け物………………………………40g

**作り方**

❶ 白菜の漬け物は食べやすい大きさに切り、器に盛る。

## 献立 06 7月3日 | Tue | 自宅・夕食
# すき焼きと鰻の白焼きの豪華定食

**食べものリスト**
- 鰻の白焼き ■ すき焼き ■ 大葉とじゃこのピリ辛蒟蒻パスタ
- きゅうり・なすの漬け物（市販品）

**酒・つまみ**
- キリンゼロ　2本（350ml缶）　■ 赤ワインボトル　½本　■ 6Pチーズ（2個）
- シュクリーベ・アーモンドダークチョコ（5個）

### Dr.江部's MEMO
この日は貰い物の鰻の白焼きがメインディッシュです。私は鰻が好きですが、家人が食べないので食卓にのぼるのは珍しいのです。夏は糖質ゼロ発泡酒350mlを1～2缶飲んで、あとは赤ワインか焼酎です。

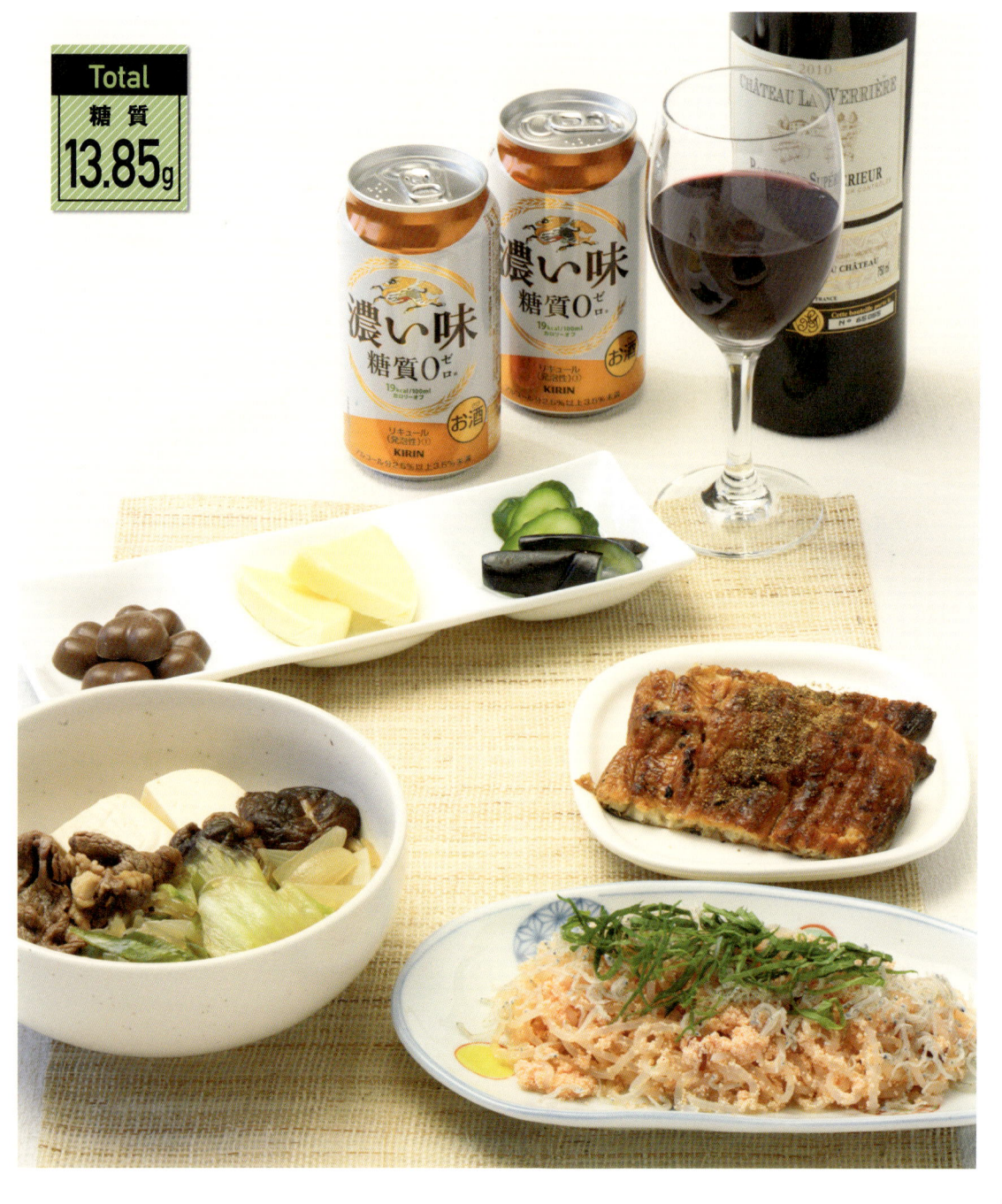

**Total 糖質 13.85g**

Dr. 江部「糖質制限献立」 献立06

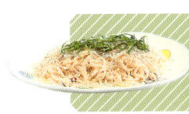

## 大葉とじゃこのピリ辛蒟蒻パスタ
**糖質 1.8g / 107kcal**

**材料**（1人分）
- しらたき……………………………………100g
- 青しそ……………………………………2g (2枚)
- ちりめんじゃこ……………………………5g
- 辛子明太子………………………………40g
- オリーブ油………………………………4g (小さじ1)
- 鷹の爪（輪切り）…………………………少々
- しょうゆ（うすくち）………………………6g (小さじ1)

**作り方**
1. しらたきは塩（分量外）でもみ、水洗いする。
2. 青しそはせん切りにする。
3. ちりめんじゃこは温めたフライパンで乾煎りする。
4. フライパンを温めてオリーブ油を敷き、鷹の爪・①を炒める。
5. ④に辛子明太子をほぐしながら加え、しょうゆで味を調える。
6. 器に⑤を盛り、②・③を散らす。

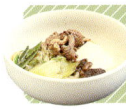

## きゅうり・なすの漬け物（市販品）
**糖質 0.9g / 7kcal**

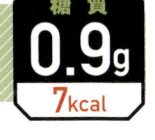

**材料**（1人分）
- きゅうりの漬物……………………………20g
- なすの漬物………………………………20g

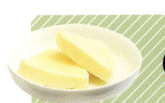

**作り方**
1. きゅうりの漬物・なすの漬物は食べやすい大きさに切り、器に盛る。

## 6Pチーズ
**糖質 0.5g / 122kcal**

**材料**（1人分）
- 6Pチーズ…………………………………36g (2個)

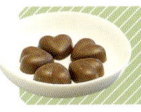

## チョコレート
**糖質 1.15g / 105kcal**

**材料**（1人分）
- シュクリーベ・アーモンドダークチョコ……20g (5個)
※糖質制限ドットコムで購入可（P.23参照）

## 鰻の白焼き
**糖質 1.1g / 503kcal**

**材料**（1人分）
- うなぎの白焼き……………………………150g
- しょうゆ（こいくち）………………………9g (大さじ½)
- 山椒………………………………………少々

**作り方**
1. うなぎの白焼きは網で焼き、しょうゆを塗る。
2. 器に①を盛り、山椒をふる。

## すき焼き
**糖質 8.4g / 189kcal**

**材料**（1人分）
- 牛肉（肩・赤身スライス）…………………50g
- 葉深ねぎ*1………………………………40g (⅖本)
- たまねぎ…………………………………50g (¼個)
- 木綿豆腐…………………………………50g (⅕丁)
- しらたき…………………………………50g
- 白菜………………………………………50g (¼枚)
- しいたけ…………………………………30g (2枚)
- えのき茸…………………………………30g (⅓袋)
- ラカントS…………………………………5g (小さじ1¼)
※糖質制限ドットコムで購入可（P.23参照）
- しょうゆ（こいくち）………………………9g (大さじ1½)
- 油*2………………………………………少々

*1 白い部分の多い、一般的に「長ねぎ」と言われるもの
*2 高オレイン酸タイプの油がおすすめ

**作り方**
1. 葉深ねぎは斜め切り、たまねぎはくし切り、木綿豆腐は半分に切る。
2. しらたきは食べやすい長さに切り、白菜は2cm幅のそぎ切り、しいたけは飾り切りし、えのき茸は根元を切り落としてほぐす。
3. 鉄鍋を熱して油を敷き、牛肉・①・②を入れて焼き、ラカントS・しょうゆで調味する。

# 献立 07 7月5日 | Thu | 自宅・夕食
## 揚げなすと金平ごぼうの定食

### 食べものリスト
- 金平ごぼう
- 揚げなす
- 牛肉・ピーマン・もやしの炒め物
- マヨめんたい蒟蒻パスタ

### 酒・つまみ
- アサヒスタイルフリー　1本（350ml缶）
- 焼酎水割り（4杯）
- シュクリーベ・アーモンドダークチョコ（2個）

**Total 糖質 12.86g**

### Dr.江部's MEMO
100gあたりのごぼうの糖質含有量は多いですが、金平ごぼうくらいの量ならOKです。マヨめんたい蒟蒻パスタも我が家の定番で、一家でよく食べます。もやしは糖質量が少なくてとても好ましい食材です。

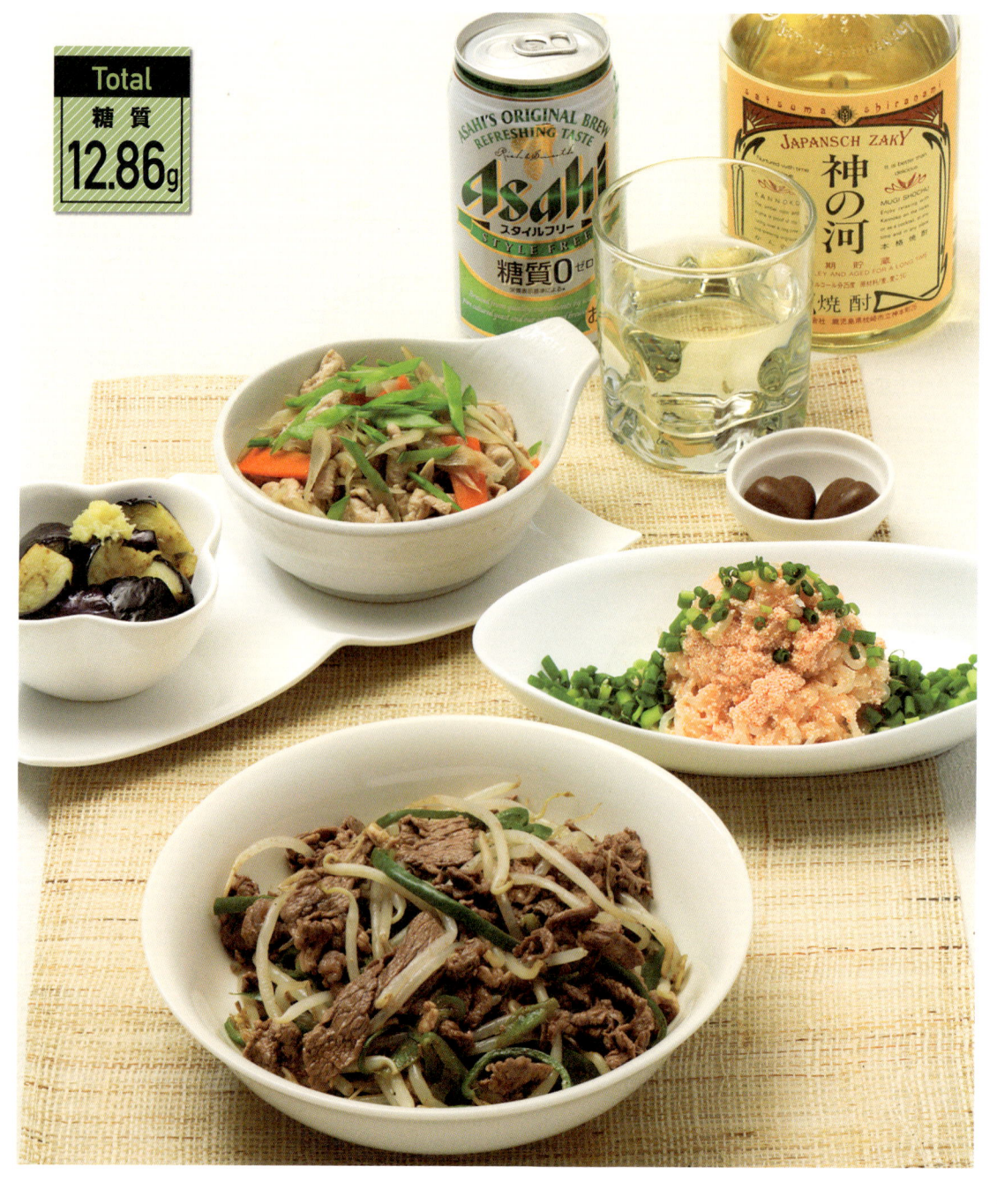

Dr. 江部「糖質制限献立」 献立07

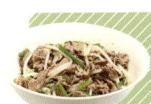

## 牛肉・ピーマン・もやしの炒め物
**糖質 2.8g / 261kcal**

**材料**（1人分）
- 牛肉（肩・赤身スライス）……100g
- ピーマン……50g（2個）
- もやし……100g
- オリーブ油……4g（小さじ1）
- 塩……少々
- こしょう……少々

**作り方**
1. 牛肉はひと口大に切り、ピーマンは細切りにする。
2. フライパンを温めてオリーブ油を敷き、①・もやしを炒め、塩・こしょうで味を調える。
3. 器に②を盛る。

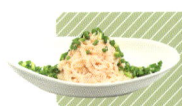

## マヨめんたい蒟蒻パスタ
**糖質 3.0g / 267kcal**

**材料**（1人分）
- しらたき……100g
- 葉ねぎ*……5g
- 辛子明太子……40g
- オリーブ油……4g（小さじ1）
- マヨネーズ……24g（大さじ2）
- しょうゆ（うすくち）……6g（小さじ1）
- 塩……少々
- こしょう……少々

*白い部分が少なく、緑の部分が多いねぎ

**作り方**
1. しらたきは塩（分量外）でもみ、水洗いする。
2. 葉ねぎは小口切りにする。
3. フライパンを温めてオリーブ油を敷き、①を炒める。
4. ボウルに①・ほぐした辛子明太子・マヨネーズ・しょうゆ・塩・こしょうを入れて和える。
5. 器に④を盛り、②を散らす。

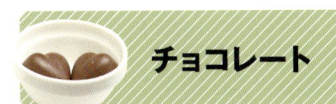

## チョコレート
**糖質 0.46g / 42kcal**

**材料**（1人分）
- シュクリーベ・アーモンドダークチョコ……8g（2個）

※糖質制限ドットコムで購入可（P.23参照）

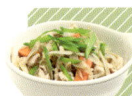

## 金平ごぼう
**糖質 4.1g / 115kcal**

**材料**（1人分）
- 豚ロース肉（脂身なし）……40g
- ごぼう……30g（⅙本）
- にんじん……10g（1cm厚さ）
- しらたき……20g
- 絹さや……10g（5枚）
- 油*……少々
- しょうゆ（こいくち）……4g（小さじ⅔）
- だし汁……100cc（½カップ）

*高オレイン酸タイプの油がおすすめ

**作り方**
1. 豚ロース肉は2cm幅に切る。
2. ごぼうはささがきにし、にんじんは短冊切りにする。
3. しらたきは湯通しし、3cm長さに切る。
4. 絹さやは筋を取り、塩（分量外）を入れて熱湯でゆでて冷水に取り、斜め細切りにする。
5. フライパンを温めて油を敷き、①を炒め、豚ロース肉の色が変わったら②・③を入れて炒め合わせ、だし汁・しょうゆを入れて煮る。
6. 器に⑤を盛り、④を散らす。

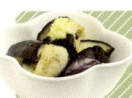

## 揚げなす
**糖質 2.5g / 111kcal**

**材料**（1人分）
- なす……80g（1本）
- しょうが……3g
- 揚げ油*……適量
- しょうゆ（こいくち）……2.5g（小さじ½弱）

*高オレイン酸タイプの油がおすすめ

**作り方**
1. なすは乱切りにする。
2. 揚げ油を温め、①を素揚げする。
3. しょうがはすりおろす。
4. 器に②を盛り、③をのせ、しょうゆをかける。

## 献立 08 7月6日 Fri 自宅・夕食
# 厚揚げと牛肉野菜炒め定食

### 食べものリスト
- だし巻き玉子
- イカリング揚げ
- イカの刺身
- 厚揚げと牛肉野菜炒め

### 酒・つまみ
- アサヒスタイルフリー 1本（350mℓ缶）
- 焼酎水割り（4杯）
- シュクリーベ・アーモンドダークチョコ（2個）
- 6Pチーズ（2個）

**Dr.江部's MEMO**
だし巻き玉子も江部家の定番メニューの一つです。魚介と肉と1：1くらいのイメージで牛肉野菜炒めとイカの刺身、リング揚げです。シュクリーベチョコと6pチーズは食後のおつまみの定番です。

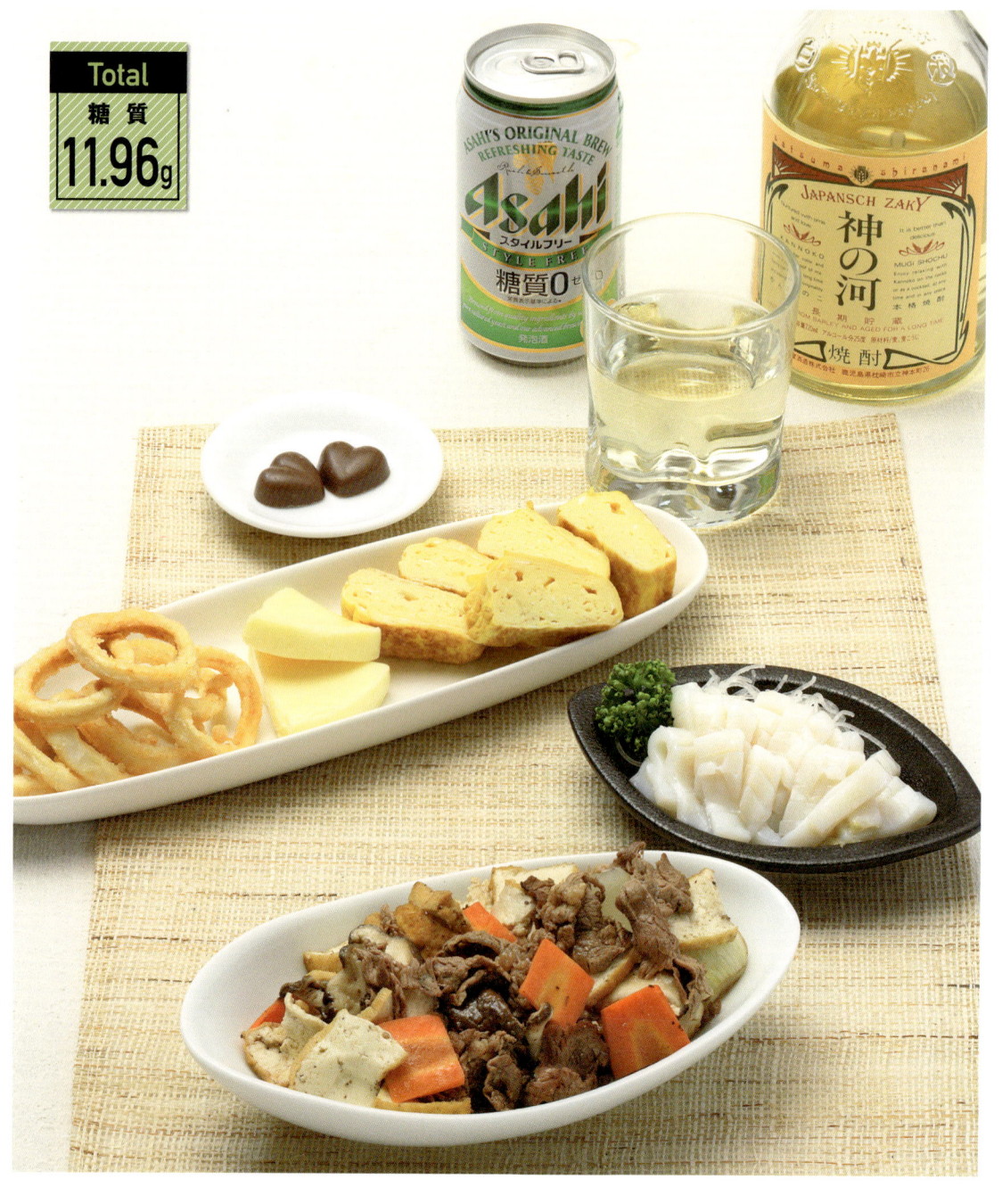

**Total 糖質 11.96g**

Dr. 江部「糖質制限献立」 献立08

## だし巻き玉子
**糖質 1.3g / 197kcal**

**材料**（1人分）
卵‥‥‥‥‥‥‥‥‥‥‥‥‥‥‥‥120g (2個)
だし汁‥‥‥‥‥‥‥‥‥‥‥‥‥‥50cc (¼カップ)
片栗粉‥‥‥‥‥‥‥‥‥‥‥‥‥‥少々
しょうゆ (うすくち)‥‥‥‥‥‥‥‥‥6g (小さじ1)
油*‥‥‥‥‥‥‥‥‥‥‥‥‥‥‥‥4g (小さじ1)
＊高オレイン酸タイプの油がおすすめ

**作り方**
❶ボウルに卵、しょうゆ、だしで溶いた片栗粉を入れてよく混ぜる。
❷卵焼き器を温めて油を敷き、①を流し入れて巻きながら焼く。これを繰り返す。
❸②を食べやすい大きさに切り、器に盛る。

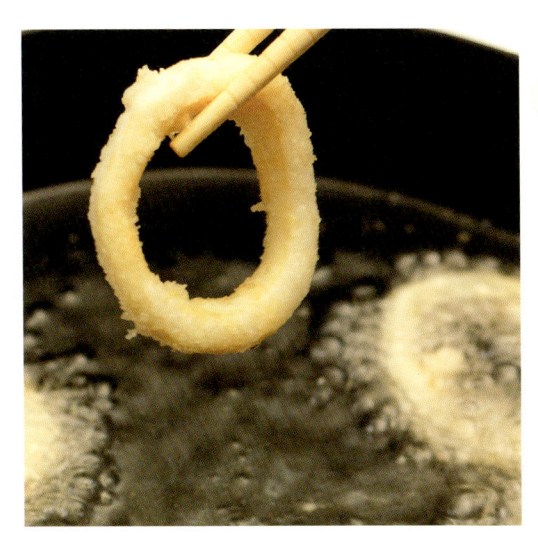

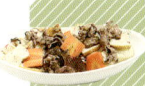

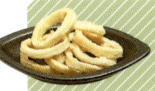

## 厚揚げと牛肉野菜炒め
**糖質 5.4g / 300kcal**

**材料**（1人分）
牛肉 (肩・赤身)‥‥‥‥‥‥‥‥‥‥60g
たまねぎ‥‥‥‥‥‥‥‥‥‥‥‥‥50g (¼個)
にんじん‥‥‥‥‥‥‥‥‥‥‥‥‥20g (2cm厚さ)
しいたけ‥‥‥‥‥‥‥‥‥‥‥‥‥40g (2⅔枚)
厚揚げ‥‥‥‥‥‥‥‥‥‥‥‥‥‥100g
塩‥‥‥‥‥‥‥‥‥‥‥‥‥‥‥‥少々
こしょう‥‥‥‥‥‥‥‥‥‥‥‥‥少々

**作り方**
❶牛肉はひと口大に切り、たまねぎはくし切り、にんじんは短冊切り、しいたけは薄くスライスする。
❷フライパンを温め、①を炒める。
❸②に薄切りにした厚揚げを加えて炒め合わせ、塩・こしょうで味を調える。
❹器に③を盛る。

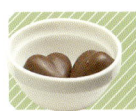

## イカリング揚げ
**糖質 2.5g / 188kcal**

**材料**（1人分）
イカ‥‥‥‥‥‥‥‥‥‥‥‥‥‥‥60g
片栗粉‥‥‥‥‥‥‥‥‥‥‥‥‥‥3g (小さじ1)
揚げ油*‥‥‥‥‥‥‥‥‥‥‥‥‥適量
＊高オレイン酸タイプの油がおすすめ

**作り方**
❶イカは皮をむいて輪切りにし、キッチンペーパーで水気をふき取り、片栗粉を薄くまぶす。
❷揚げ油を温め、①を揚げる。
❸器に②を盛る。

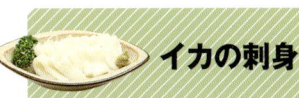

## イカの刺身
**糖質 1.8g / 51kcal**

**材料**（1人分）
イカ (刺身)‥‥‥‥‥‥‥‥‥‥‥‥60g
大根‥‥‥‥‥‥‥‥‥‥‥‥‥‥‥30g
パセリ‥‥‥‥‥‥‥‥‥‥‥‥‥‥少々
練りわさび‥‥‥‥‥‥‥‥‥‥‥‥適量
しょうゆ (こいくち)‥‥‥‥‥‥‥‥‥6g (小さじ1)

**作り方**
❶大根はせん切りにする。
❷器に①・イカを盛り、パセリを添える。
❸別の器に練りわさび・しょうゆを入れる。

## チョコレート
**糖質 0.46g / 42kcal**

**材料**（1人分）
シュクリーベ・アーモンドダークチョコ‥‥‥8g (2個)
※糖質制限ドットコムで購入可 (P.23参照)

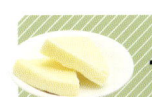

## チーズ
**糖質 0.5g / 122kcal**

**材料**（1人分）
6Pチーズ‥‥‥‥‥‥‥‥‥‥‥‥‥36g (2個)

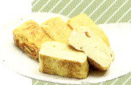

## 献立 09 7月7日 | Sat | 自宅・夕食
# ぶりの照り焼きおろし添え定食

**食べものリスト**
- ぶりの照り焼きおろし添え
- 卵豆腐
- ウインナーサラダ

**酒**
- キリンゼロ 1本（350mℓ缶）
- 赤ワイン（½本）
- 焼酎水割り（3杯）

### Dr.江部's MEMO
ぶりの照り焼きは好きでよく食べますが、ラカントSで味付けすることも多いです。ウィンナーも好きですが、世界がん研究基金の指針に従い、肉加工品は時々の摂取にとどめています。卵料理は好きです。

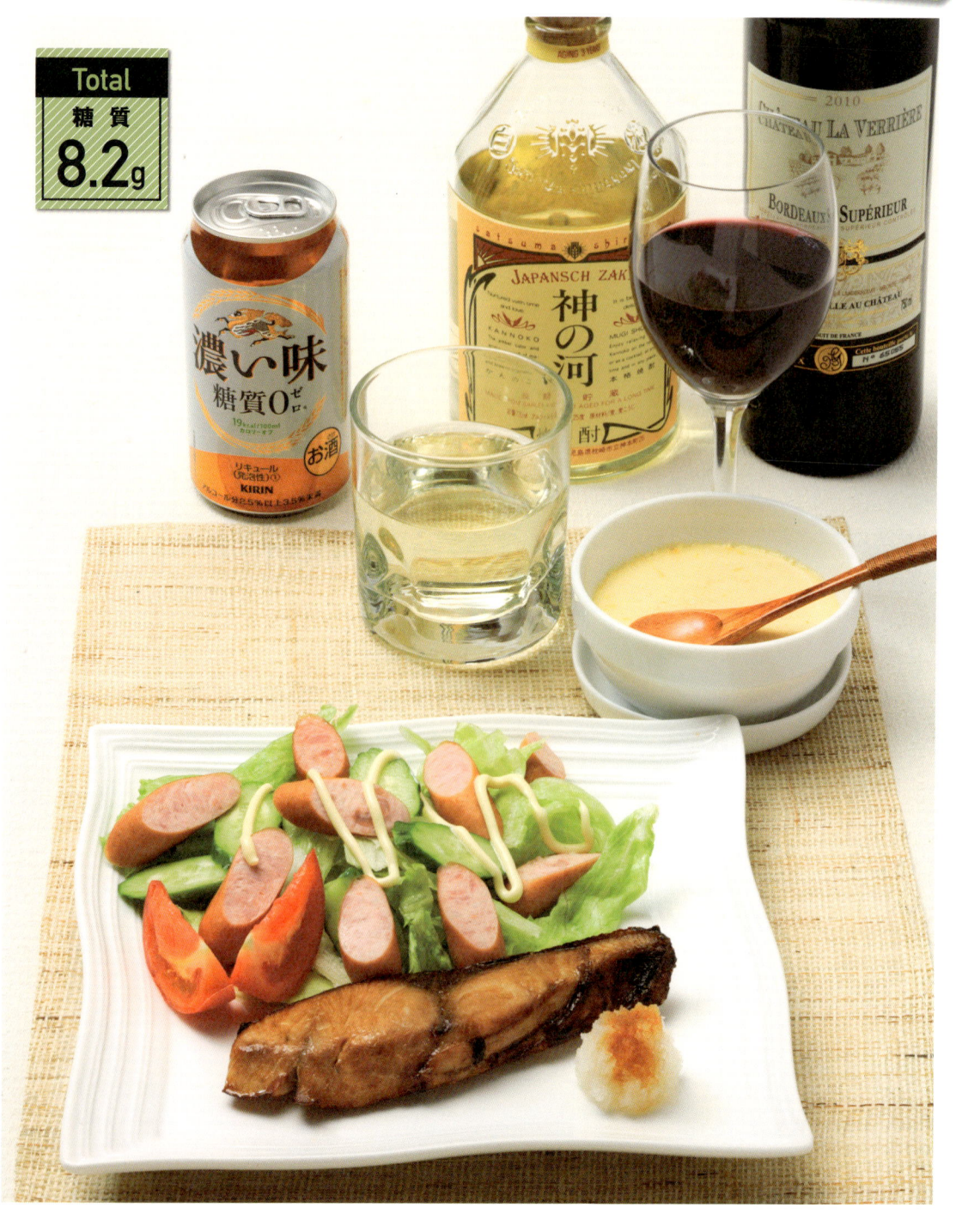

**Total 糖質 8.2g**

Dr. 江部「糖質制限献立」 献立09

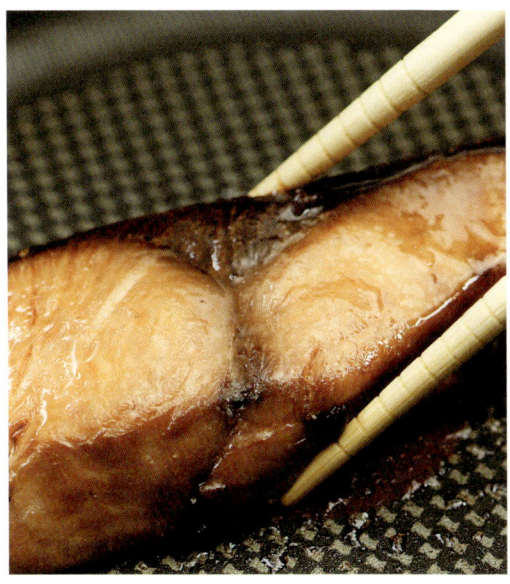

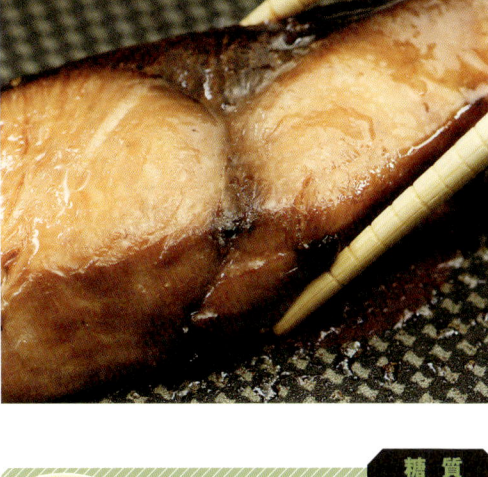

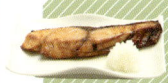

## ぶりの照り焼きおろし添え

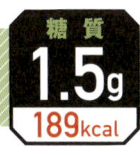

糖質 1.5g / 189kcal

**材料**（1人分）
- ブリ・・・・・・70g（1切れ）
- しょうゆ（こいくち）・・・・・・3g（小さじ½）
- ラカントS・・・・・・2g
- 油*・・・・・・少々

*高オレイン酸タイプの油がおすすめ

〈付け合わせ〉
- 大根・・・・・・40g

**作り方**
1. ブリにしょうゆ、ラカントSを塗る。
2. フライパンを温めて油を敷き、①を焼く。
3. 大根はすりおろす。
4. 器に②を盛り、③を添える。

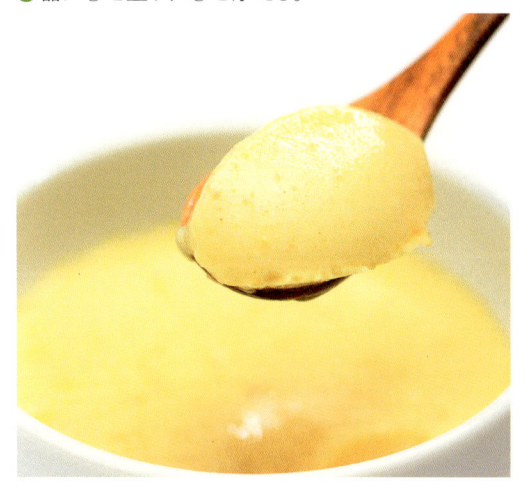

## 卵豆腐

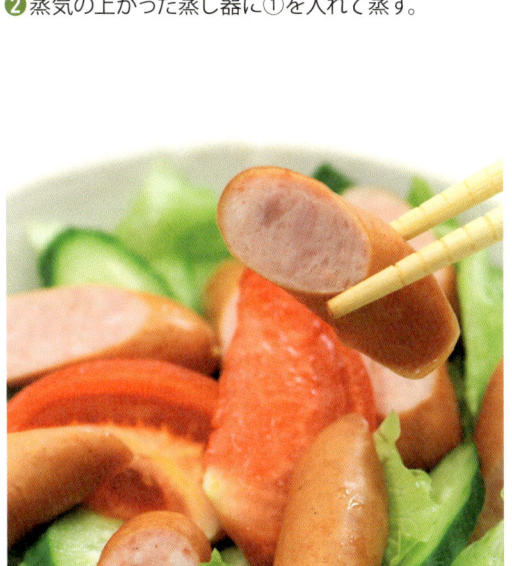

糖質 0.6g / 80kcal

**材料**（1人分）
- 卵・・・・・・60g（1個）
- しょうゆ（うすくち）・・・・・・3g（小さじ½）
- だし汁・・・・・・60cc

**作り方**
1. ボウルに卵・しょうゆ・だし汁を入れて混ぜ、器に流し入れる。
2. 蒸気の上がった蒸し器に①を入れて蒸す。

## ウインナーサラダ

糖質 6.1g / 381kcal

**材料**（1人分）
- レタス・・・・・・50g（1⅔枚）
- きゅうり・・・・・・30g（⅓本）
- トマト・・・・・・50g（⅓個）
- ウインナー・・・・・・60g（3本）
- マヨネーズ・・・・・・24g（大さじ2）

**作り方**
1. レタスはひと口大にちぎり、きゅうりは斜めスライス、トマトはくし切りにする。
2. ウインナーは斜め3等分に切り、熱湯でゆでる。
3. 器に①・②を盛り、マヨネーズを添える。

## 献立 10 | 7月8日 | Sun | 自宅・昼食
# 鯖の竜田揚げと一口豚カツ定食

**食べものリスト**

- さっぱりサラダ
- 鯖の竜田揚げ
- 一口豚カツ
- もやしとニラの炒め物
- きゅうりの漬け物（市販品）

**Total 糖質 13.9g**

### Dr.江部's MEMO
カツは子供の頃から大好物です。豚カツでも牛カツでもOKです。一口カツなので10個くらい食べることもあります。以前某スーパーの一口豚カツで血糖値が急上昇してビックリでした。衣恐るべしです。

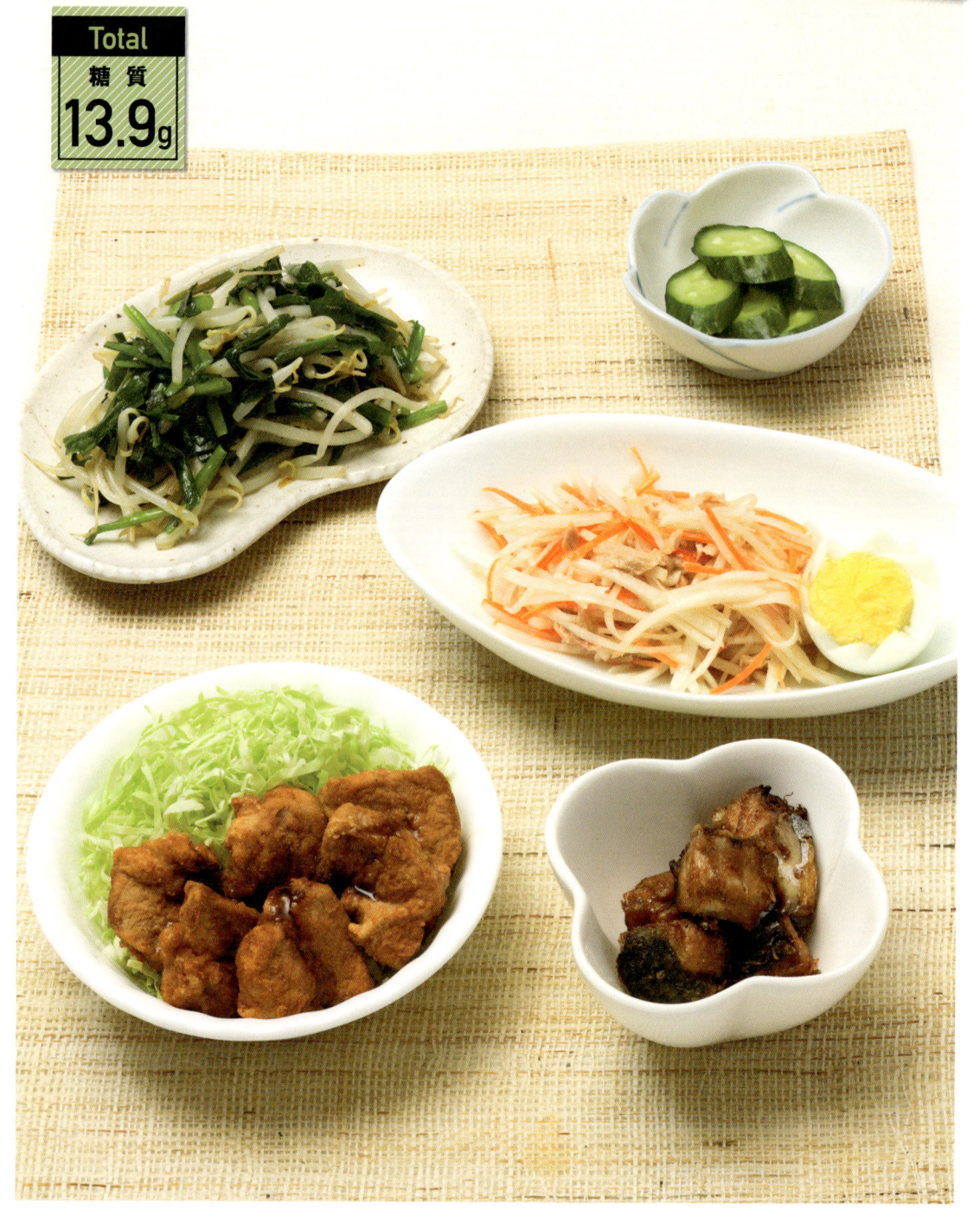

Dr.江部「糖質制限献立」 献立10

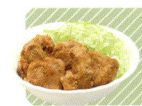

## 一口豚カツ

**糖質 4.6g　337kcal**

### 材料（1人分）
- 豚ヒレ肉・・・・・・80g
- 塩・・・・・・少々
- 卵・・・・・・適量
- おいしい大豆（粉）・・・・・・適量
- 糖質制限ソース・・・・・・9g（大さじ½）
  ※糖質制限ドットコムで購入可（P.23参照）
- 揚げ油*・・・・・・適量

〈付け合わせ〉
- キャベツ・・・・・・60g（1枚）

*高オレイン酸タイプの油がおすすめ

### 作り方
1. 豚ヒレ肉をひと口大に切り、塩をふる。
2. ①においしい大豆・溶き卵・おいしい大豆の順で衣をつける。
3. 揚げ油を温め、②を揚げる。
4. キャベツはせん切りにする。
5. 器に③・④を盛り、糖質制限ソースをかける。

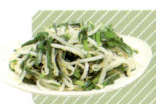

## もやしとニラの炒め物

**糖質 1.9g　61kcal**

### 材料（1人分）
- もやし・・・・・・100g
- にら・・・・・・50g（½束）
- オリーブ油・・・・・・4g（小さじ1）
- 塩・・・・・・少々
- こしょう・・・・・・少々

### 作り方
1. にらは3cm長さに切る。
2. フライパンを温めてオリーブ油を敷き、①・もやしを炒め、塩・こしょうで味を調える。
3. 器に②を盛る。

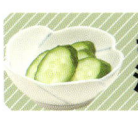

## きゅうりの漬け物（市販品）

**糖質 0.6g　4kcal**

### 材料（1人分）
- きゅうりの漬物・・・・・・30g

### 作り方
1. きゅうりの漬物は食べやすい大きさに切り、器に盛る。

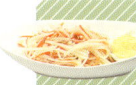

## さっぱりサラダ

**糖質 2.2g　129kcal**

### 材料（1人分）
- 大根・・・・・・50g
- にんじん・・・・・・5g
- ツナ（缶詰）・・・・・・15g（⅕缶）
- ゆで卵・・・・・・30g（½個）
- 酢・・・・・・5g（小さじ1）
- しょうゆ（うすくち）・・・・・・2g（小さじ⅓）
- オリーブ油・・・・・・4g（小さじ1）

### 作り方
1. 大根・にんじんはせん切りにする。
2. ボウルに酢・しょうゆ・オリーブ油を入れて混ぜ合わせ、①・ツナを入れて和える。
3. ゆで卵は花形に切る。
4. 器に②を盛り、③を飾る。

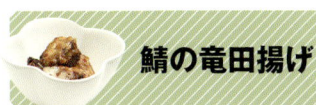

## 鯖の竜田揚げ

**糖質 4.6g　251kcal**

### 材料（1人分）
- サバ・・・・・・60g
- しょうゆ（こいくち）・・・・・・3g（小さじ½）
- 片栗粉・・・・・・適量
- 揚げ油*・・・・・・適量

*高オレイン酸タイプの油がおすすめ

### 作り方
1. サバはひと口大に切り、しょうゆをかけて下味をつけ、片栗粉をまぶす。
2. 揚げ油を温め、①を揚げる。
3. 器に②を盛る。

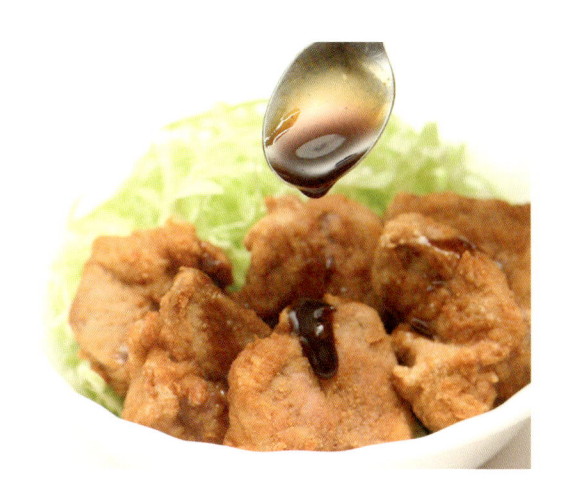

## 献立 11 7月10日 Tue 自宅・昼食
# キングサーモンの香草焼き定食

### 食べものリスト
- キングサーモンの香草焼き
- チーズオムレツ
- なすとキャベツと牛肉の炒め物
- 冷奴

### 飲み物
- サントリーオールフリー　1本（350ml缶）

**Total 糖質 11.2g**

### Dr.江部's MEMO
今時はキングサーモンが生協などで普通に売っているので助かります。私が子供のころには塩っ辛い塩鮭しかなかったのでいい時代です。チーズオムレツは我が家の定番です。お昼はオールフリーの世話になります。

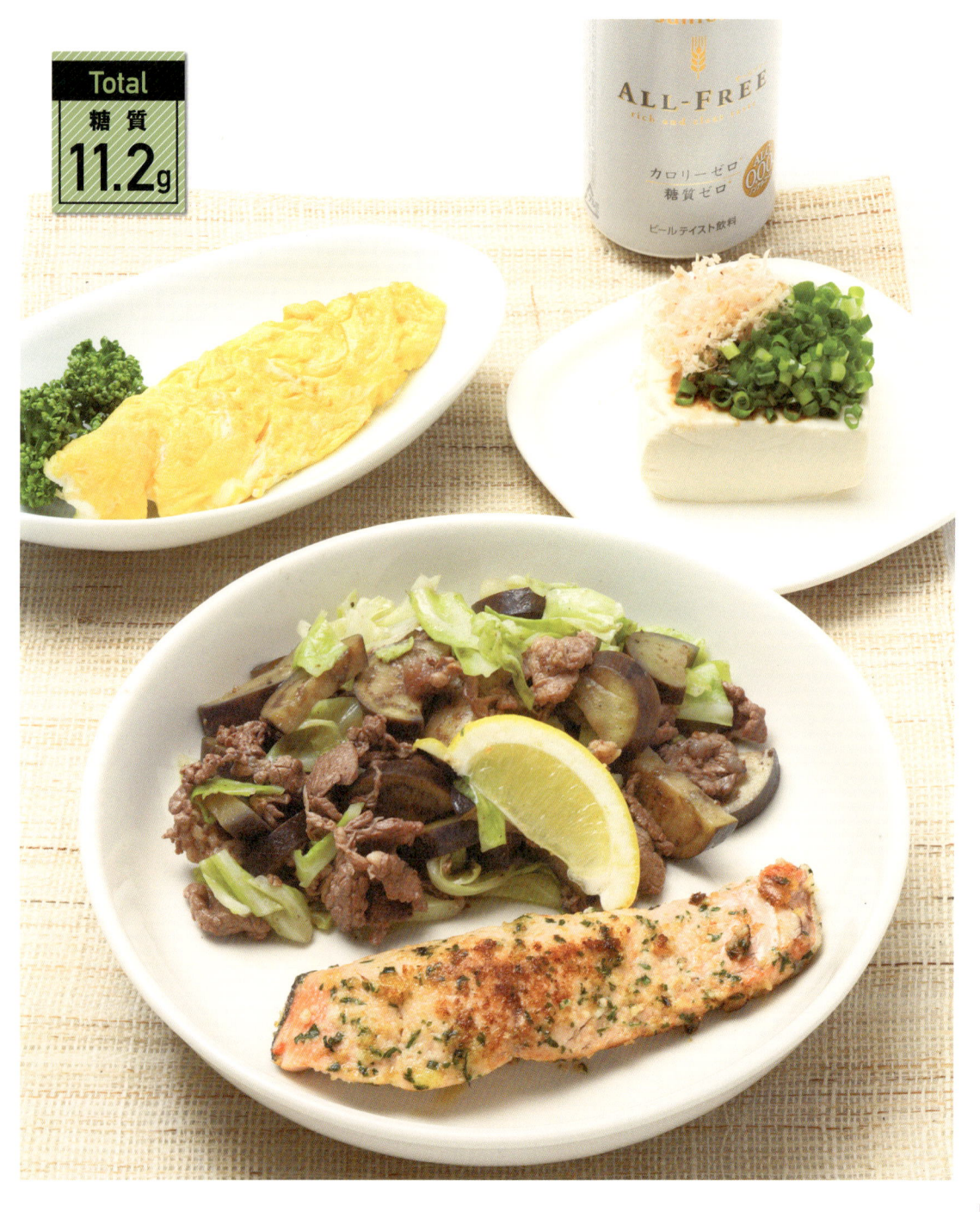

Dr. 江部「糖質制限献立」 献立11

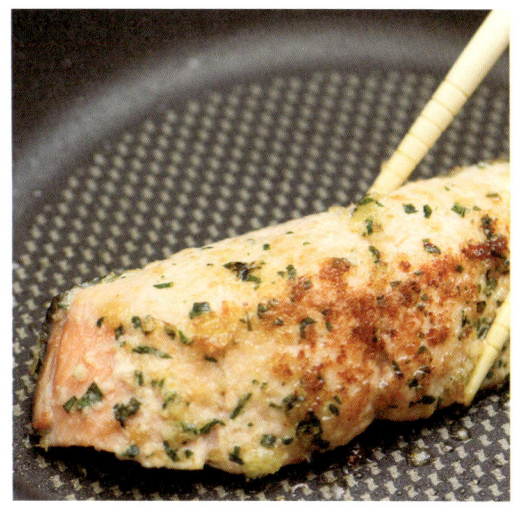

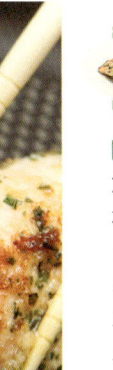

## キングサーモンの香草焼き
糖質 1.1g / 135kcal

**材料**（1人分）
鮭‥‥‥‥‥‥‥‥‥‥‥‥‥‥‥‥‥60g（1切れ）
塩‥‥‥‥‥‥‥‥‥‥‥‥‥‥‥‥‥‥‥‥少々
こしょう‥‥‥‥‥‥‥‥‥‥‥‥‥‥‥‥‥少々
おろしにんにく‥‥‥‥‥‥‥‥‥‥‥‥‥‥少々
バジルの葉‥‥‥‥‥‥‥‥‥‥‥‥‥‥‥‥少々
パン粉（糖質制限パン使用）‥‥‥‥‥‥‥‥少々
※糖質制限ドットコムで購入可（P.23参照）
粉チーズ‥‥‥‥‥‥‥‥‥‥‥‥‥‥‥‥‥少々
オリーブ油‥‥‥‥‥‥‥‥‥‥‥‥4g（小さじ1）
レモン（くし切り）‥‥‥‥‥‥‥‥10g（1切れ）

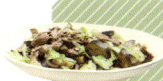

**作り方**
① 鮭は塩・こしょうをふり、おろしにんにくを薄く塗る。
② バジルの葉は細かく刻む。
③ ボウルに②・パン粉・粉チーズを入れて混ぜ、①につける。
④ フライパンを温めてオリーブ油を敷き、③を焼く。
⑤ 器に④を盛り、レモンを添える。

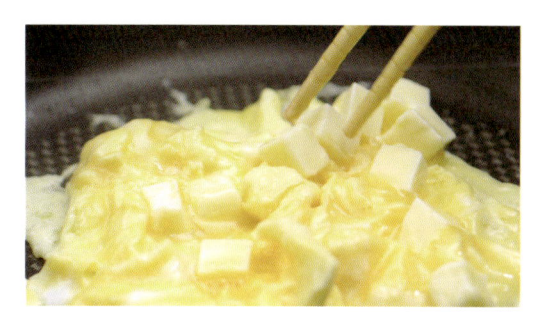

## なすとキャベツと牛肉の炒め物
糖質 6.3g / 282kcal

**材料**（1人分）
牛肉（肩・赤身スライス）‥‥‥‥‥‥‥‥‥100g
なす‥‥‥‥‥‥‥‥‥‥‥‥‥‥120g（1½本）
キャベツ‥‥‥‥‥‥‥‥‥‥‥‥‥100g（2枚）
オリーブ油‥‥‥‥‥‥‥‥‥‥‥‥4g（小さじ1）
塩‥‥‥‥‥‥‥‥‥‥‥‥‥‥‥‥‥‥‥少々
こしょう‥‥‥‥‥‥‥‥‥‥‥‥‥‥‥‥少々

**作り方**
① 牛肉はひと口大に切り、なすは半月切りにし、キャベツは2cm幅に切る。
② フライパンを温めてオリーブ油を敷き、①を炒め、塩・こしょうで味を調える。
③ 器に②を盛る。

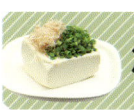

## 冷奴
糖質 3.4g / 91kcal

**材料**（1人分）
絹豆腐‥‥‥‥‥‥‥‥‥‥‥‥‥‥150g（⅗丁）
葉ねぎ*‥‥‥‥‥‥‥‥‥‥‥‥‥‥‥‥‥5g
かつお節（糸削り）‥‥‥‥‥‥‥‥‥‥‥少々
しょうゆ（こいくち）‥‥‥‥‥‥‥6g（小さじ1）
*白い部分が少なく、緑の部分が多いねぎ

**作り方**
① 葉ねぎは小口切りにする。
② 器に絹豆腐を盛り、①・かつお節をのせ、しょうゆをかける。

## チーズオムレツ
糖質 0.4g / 182kcal

**材料**（1人分）
卵‥‥‥‥‥‥‥‥‥‥‥‥‥‥‥‥‥60g（1個）
プロセスチーズ‥‥‥‥‥‥‥‥‥‥‥‥‥‥20g
パセリ‥‥‥‥‥‥‥‥‥‥‥‥‥‥‥‥‥少々
塩‥‥‥‥‥‥‥‥‥‥‥‥‥‥‥‥‥‥‥少々
オリーブ油‥‥‥‥‥‥‥‥‥‥‥‥4g（小さじ1）

**作り方**
① プロセスチーズは小さめのさいの目切りにする。
② ボウルに①・卵・塩を入れてよく混ぜる。
③ フライパンを温めてオリーブ油を敷き、②を流し入れて焼く。
④ 器に③を盛り、パセリを飾る。

## 献立 12  7月10日 Tue 自宅・夕食
# 豚と水菜ときのこのしゃぶしゃぶ定食

### 食べものリスト
- 豚と水菜ときのこのしゃぶしゃぶ

### 酒
- アサヒスタイルフリー 1本（350mℓ缶）
- 焼酎水割り（3杯）

**Total 糖質 9.3g**

### Dr.江部's MEMO
我が家は、夏でも鍋が多いです。鍋料理の中ではシャブシャブが一番の定番です。豚シャブと牛シャブが半々くらいです。それぞれ単独の時もあれば両者一緒の時もあります。鍋は野菜も摂取しやすいので重宝です。

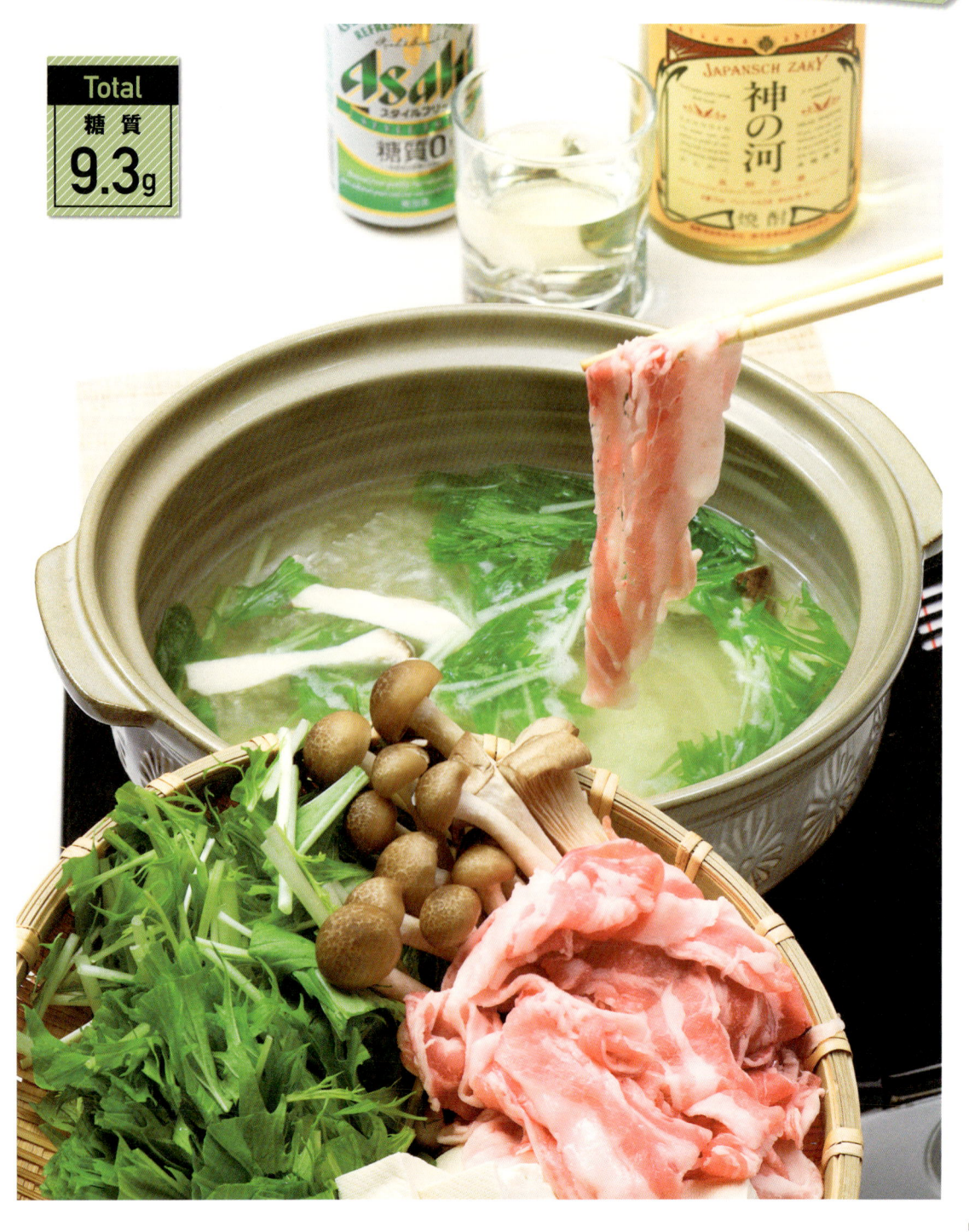

Dr.江部「糖質制限献立」 献立12

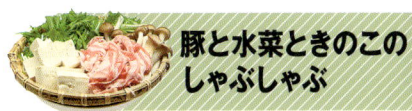

## 豚と水菜ときのこのしゃぶしゃぶ

**糖質 9.3g / 856kcal**

### 材料（1人分）
- 豚ばら肉（しゃぶしゃぶ用）……………150g
- 水菜……………200g
- 木綿豆腐……………300g
- しめじ……30g（⅓パック）
- エリンギ……………30g
- だし汁……………適量

〈ポン酢〉
- しょうゆ（こいくち）……………9g（大さじ½）
- 酢………10g（小さじ2）

### 作り方
1. 水菜は5cm長さに切り、木綿豆腐は4cm角に切る。ほんしめじは軸を切ってほぐし、エリンギも食べやすい大きさに切る。
2. 器に①・豚ばら肉を盛り合わせる。
3. しょうゆ・酢を混ぜてポン酢を作り、器に盛る。
4. 鍋にだし汁を温め、②を入れて煮ながら、③をつけて食べる。

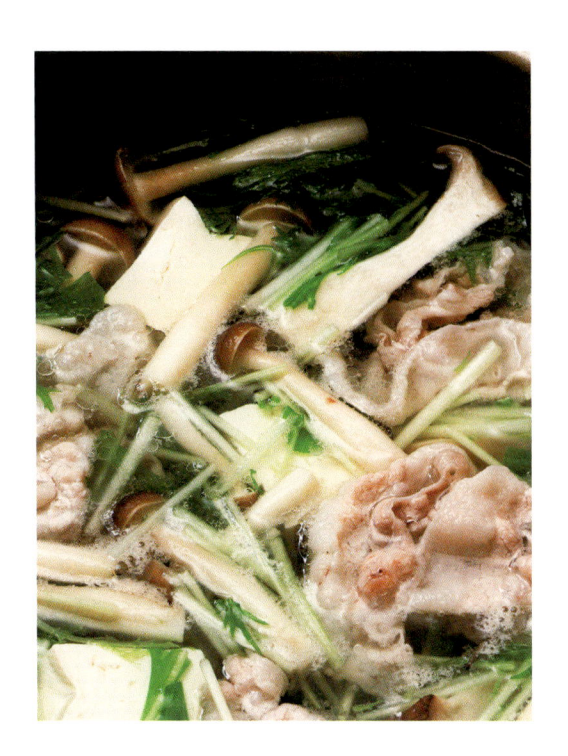

---

## ➕ 病院スタッフお手製昼食

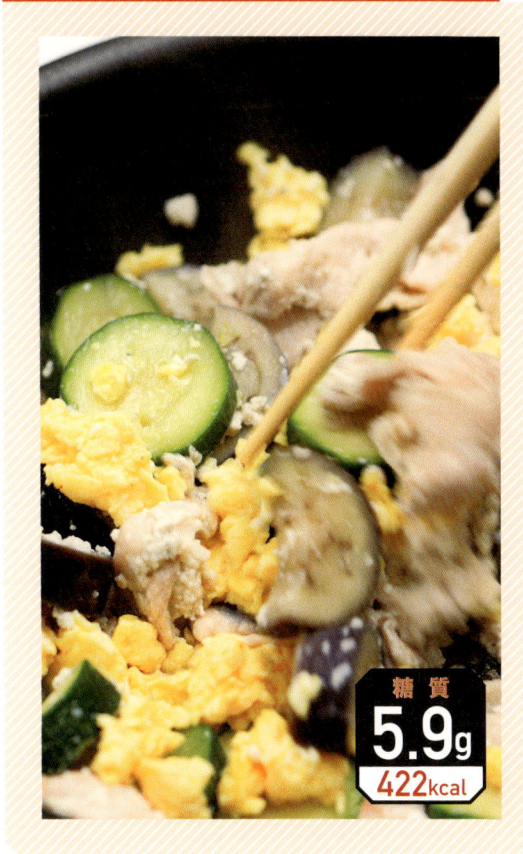

## ズッキーニと豚肉のチャンプルー

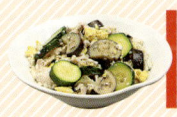

**糖質 5.9g / 422kcal**

### 材料（1人分）
- 木綿豆腐…100g（⅜丁）
- 豚ロース肉………100g
- ズッキーニ…150g（¾本）
- なす………60g（¾本）
- 卵…………60g（1個）
- 油＊………2g（小さじ½）
- ごま油……2g（小さじ½）
- 塩………………少々
- こしょう…………少々
- しょうゆ（うすくち）……………6g（小さじ1）

＊高オレイン酸タイプの油がおすすめ

### 作り方
1. 木綿豆腐は重石をして水切りする。
2. 豚ロース肉はひと口大に切る。
3. ズッキーニは5mm幅の輪切りにし、なすは1cm幅の半月切りにする。
4. フライパンを温めて油を敷き、溶き卵を流し入れて炒り卵を作り、取り出す。
5. フライパンを温めてごま油を敷き、②を炒め、塩・こしょうをふり、③を加えてさらに炒める。
6. ⑤に①を崩しながら加え、しょうゆで調味し、④を戻し入れて炒め合わせ、器に盛る。

## 献立 13 7月13日 Fri 自宅・夕食
## 大豆パスタと貝柱の煮物定食

### 食べものリスト
- 大豆パスタ
- しらたきと明太子の炒め
- 貝柱の煮物
- いくら醤油漬け（市販品）
- 糖質制限ピザ（ハルディン市販品）

### 酒
- アサヒスタイルフリー　2本（350ml缶）
- 焼酎水割り（3杯）

### Dr.江部's MEMO
大豆パスタも我が家の定番です。ハルディンの糖質制限ピザは、店でも家でも食べます。おいしいピザが普通に食べられるのはやはり嬉しいです。友人に食べさせてみたら、普通のピザと勘違いしてました。

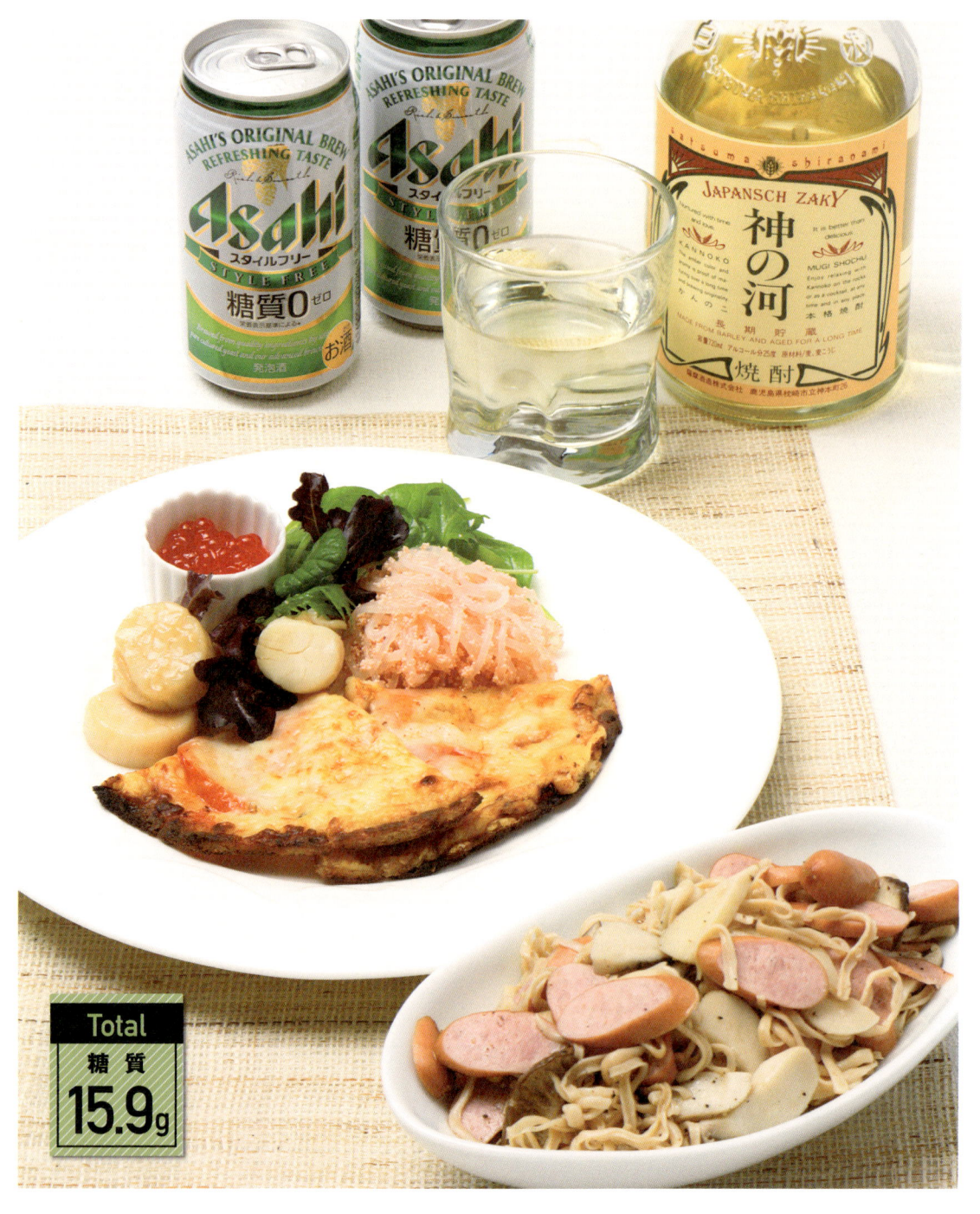

Total 糖質 15.9g

Dr. 江部「糖質制限献立」 献立13

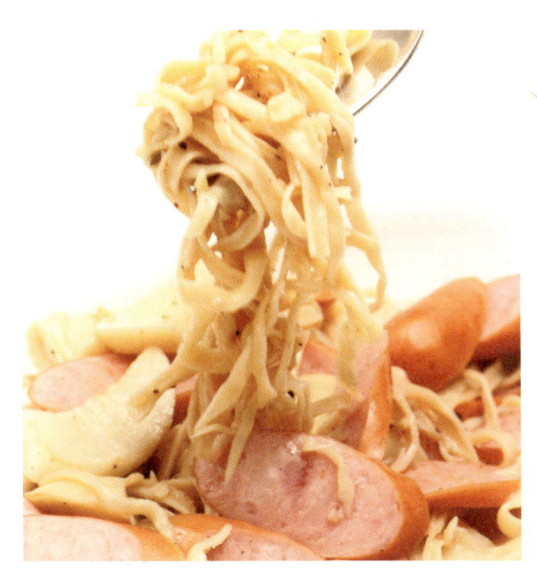

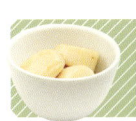

## 大豆パスタ
糖質 7.2g / 353kcal

**材料**（1人分）
生大豆麺・・・・・・・・・・・・・・・・・・・・・・・・・・・100g（½袋）
※「大豆パスタ」で代用可能（P.23参照）
ウインナー・・・・・・・・・・・・・・・・・・・・・・・・・・・60g（3本）
エリンギ・・・・・・・・・・・・・・・・・・・・・・・・・・・・・・・・・・50g
オリーブ油・・・・・・・・・・・・・・・・・・・・・・・・4g（小さじ1）
塩・・・・・・・・・・・・・・・・・・・・・・・・・・・・・・・・・・・・・・・少々
こしょう・・・・・・・・・・・・・・・・・・・・・・・・・・・・・・・・・少々

**作り方**
❶ 鍋に湯を沸かし、生大豆麺を入れて約3分ゆで、水気を切る。
❷ ウインナーは斜め切り、エリンギは縦半分に切ってから斜めに切る。
❸ フライパンを温めてオリーブ油を敷き、②を炒め、①を入れて炒め合わせ、塩・こしょうで味を調える。
❹ 器に③を盛る。

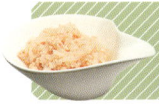

## 貝柱の煮物
糖質 3.6g / 62kcal

**材料**（1人分）
ホタテ貝柱・・・・・・・・・・・・・・・・・・・・・・・・・・・・・・・・・60g
しょうゆ（こいくち）・・・・・・・・・・・・・・・・・・6g（小さじ1）
だし汁・・・・・・・・・・・・・・・・・・・・・・・・・・・150cc（¾カップ）

**作り方**
❶ 鍋にホタテ貝柱・しょうゆ・だし汁を入れ、さっと煮る。
❷ 器に①を盛る。

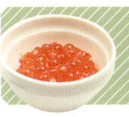

## しらたきと明太子の炒め
糖質 0.7g / 65kcal

**材料**（1人分）
しらたき・・・・・・・・・・・・・・・・・・・・・・・・・・・・・・・・・・・50g
油*・・・・・・・・・・・・・・・・・・・・・・・・・・・・・・・4g（小さじ1）
辛子明太子・・・・・・・・・・・・・・・・・・・・・・・・・・・・・・・・20g
*高オレイン酸タイプの油がおすすめ

**作り方**
❶ しらたきは塩（分量外）でもみ、水洗いする。
❷ フライパンを温めて油を敷き、①を炒め、ほぐした辛子明太子を加え、炒め合わせる。
❸ 器に②を盛る。

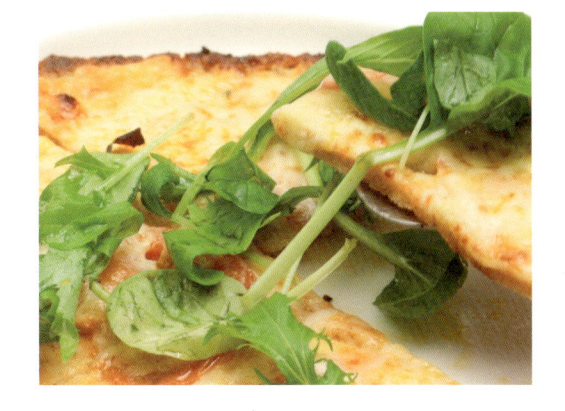

## いくら醤油漬け（市販品）
糖質 0.1g / 55kcal

**材料**（1人分）
いくらの醤油漬け・・・・・・・・・・・・・・・・・・・・・・・・・・・20g

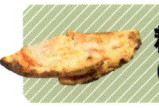

## 糖質制限ピザ（ハルディン市販品）
糖質 4.3g / 216kcal

**材料**（1人分）
糖質制限ピザ・・・・・・・・・・・・・・・・・・・・・・・・・・・・・½枚
※P.22『Café jardun』商品

**作り方**
❶ オーブンで糖質制限ピザを焼き、食べやすい大きさに切る。
❷ 器に①を盛る。

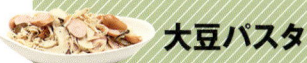

## 献立 14 | 7月16日 | Mon | 自宅・夕食
## 白菜・水菜・豆腐と豚しゃぶ定食

**食べものリスト**
- ■ 白菜・水菜・豆腐と豚しゃぶ  ■ やきとり（市販品）  ■ ゆで卵とトマトのサラダ
- ■ 酒
- ■ アサヒスタイルフリー　1本（350ml缶）　■ 赤ワインボトル（½本）
- ■ 焼酎水割り（2杯）　■ 焼酎ロック（1杯）

### Dr.江部's MEMO
夏なのにまた鍋ですね。そしてまたまた豚シャブですね。ともあれ鍋料理が嫌いな人はまずいません。野菜も豆腐も肉も魚も何でもOKなので、糖質制限食実践者にとって、鍋はとても強い味方と言えますね。

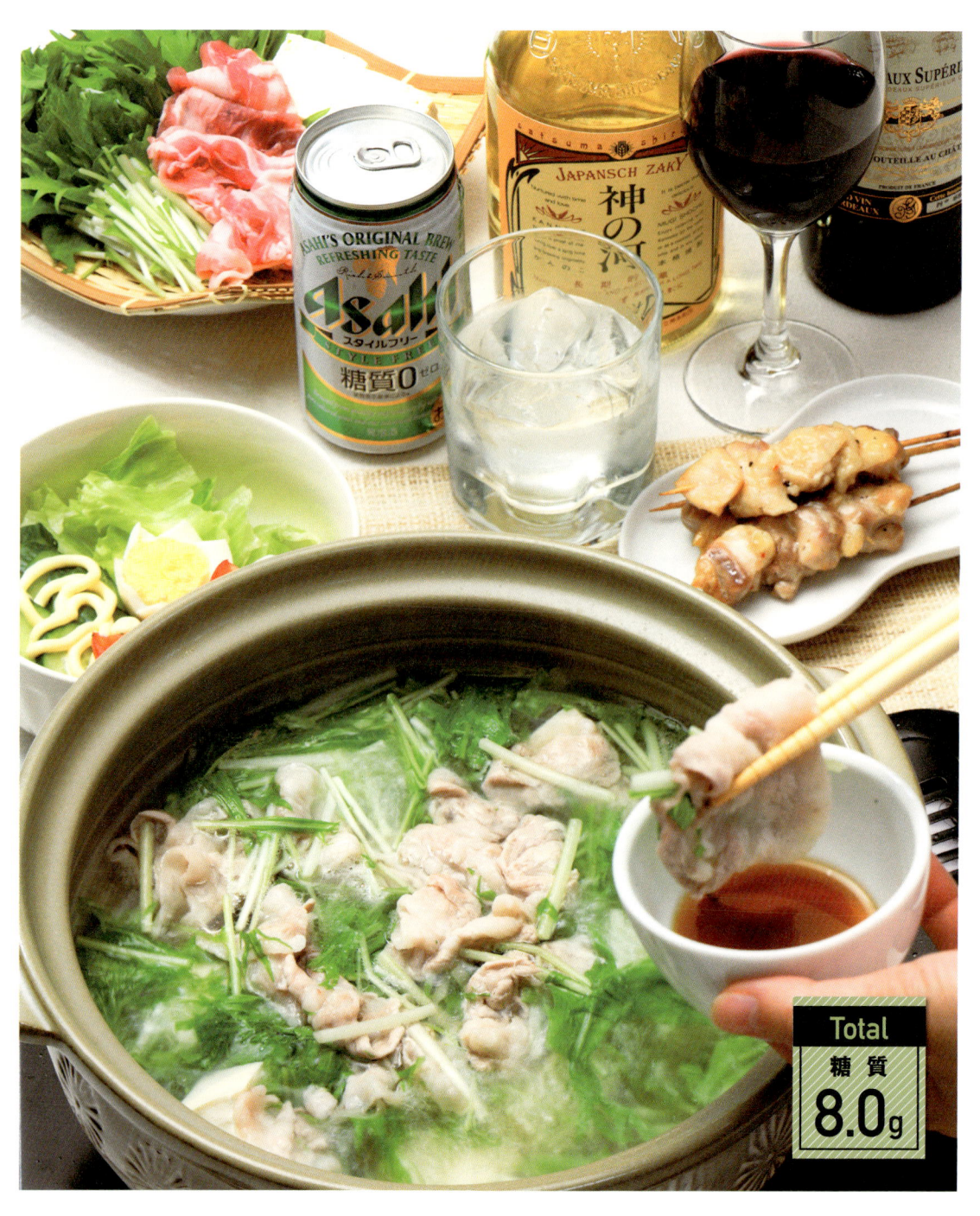

**Total 糖質 8.0g**

Dr. 江部「糖質制限献立」 献立14

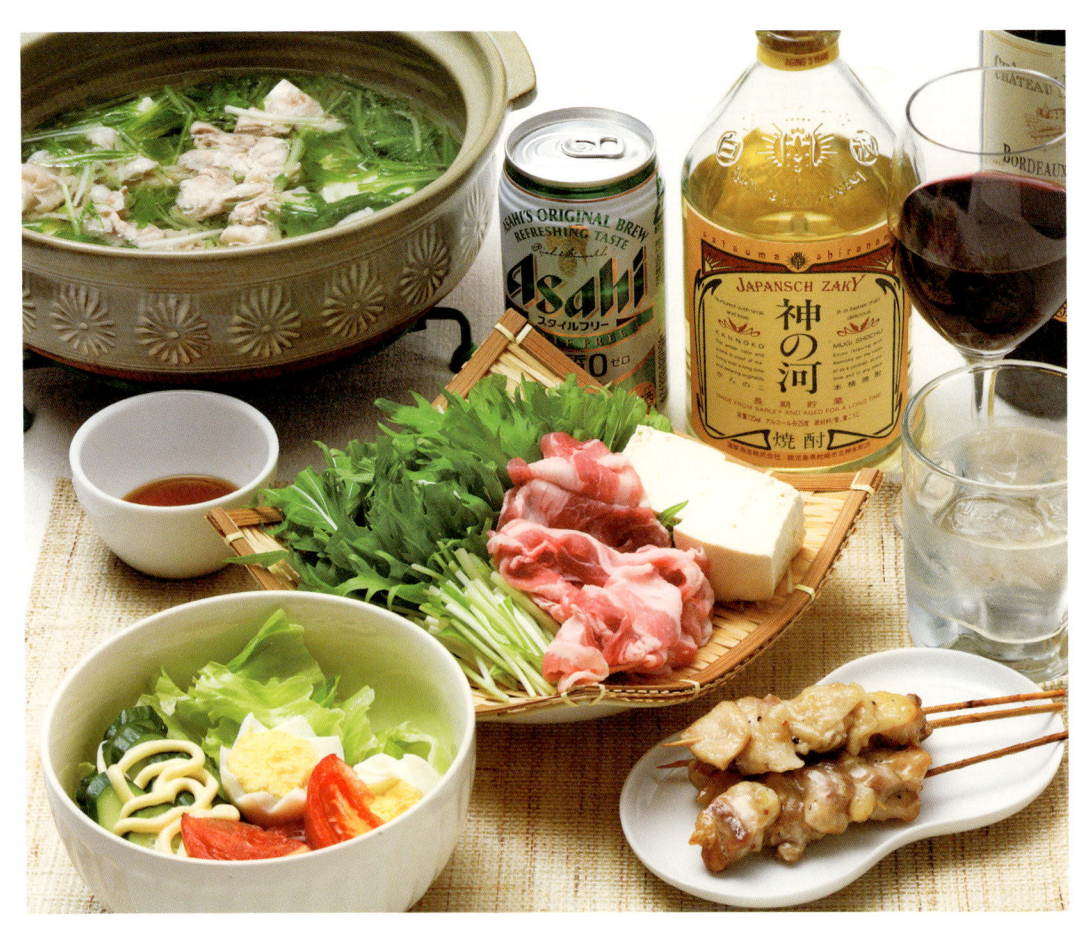

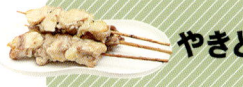

### やきとり（市販品）
**糖質 0.0g / 228kcal**

**材料（1人分）**
もも・・・・・・・・・・・・・・・・・・・・・・・・・・・90g（3本）

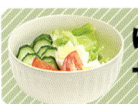

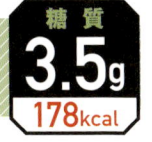

### ゆで卵とトマトのサラダ
**糖質 3.5g / 178kcal**

**材料（1人分）**
レタス・・・・・・・・・・・・・・・・・・・・・・・・・・30g（1枚）
きゅうり・・・・・・・・・・・・・・・・・・・・・・・・30g（⅓本）
トマト・・・・・・・・・・・・・・・・・・・・・・・・・・50g（⅓個）
ゆで卵・・・・・・・・・・・・・・・・・・・・・・・・・60g（1個）
マヨネーズ・・・・・・・・・・・・・・・・・・・・12g（大さじ1）

**作り方**
❶レタスはひと口大にちぎり、きゅうりは斜めスライス、トマトはくし切り、ゆで卵は花形に切る。
❷器に①を盛り、マヨネーズを添える。

### 白菜・水菜・豆腐と豚しゃぶ
**糖質 4.5g / 337kcal**

**材料（1人分）**
豚ばら肉（しゃぶしゃぶ用）・・・・・・・・・・・・・・・60g
水菜・・・・・・・・・・・・・・・・・・・・・・・・・・・・・・・・・・・100g
木綿豆腐・・・・・・・・・・・・・・・・・・・・・・・・・・・・・100g
だし汁・・・・・・・・・・・・・・・・・・・・・・・・・・・・・・・・適量
〈ポン酢〉
しょうゆ（こいくち）・・・・・・・・・・・・・・・9g（大さじ½）
酢・・・・・・・・・・・・・・・・・・・・・・・・・・・・・・・5g（小さじ1）

**作り方**
❶水菜は5cm長さに切り、木綿豆腐は4cm角に切る。
❷器に①・豚ばら肉を盛り合わせる。
❸しょうゆ・酢を混ぜてポン酢を作り、別の器に盛る。
❹鍋にだし汁を温め、②を煮ながら、③をつけて食べる。

## 献立 15 7月17日 Tue 自宅・夕食
# 牛焼き肉と野菜のチシャ包み定食

**食べものリスト**
- 牛焼き肉のチシャ包み
- マグロ・イカ・ヒラメの刺身
- 具だくさんの味噌汁

**酒・つまみ**
- キリン濃い味ゼロ発泡酒　1本（350ml缶）
- 焼酎水割り（4杯）
- イカの姿焼き煎餅（1袋）
- シュクリーベ・アーモンドダークチョコ（3個）
- 6Pチーズ（2個）

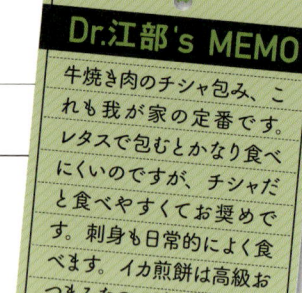

**Dr.江部's MEMO**
牛焼き肉のチシャ包み、これも我が家の定番です。レタスで包むとかなり食べにくいのですが、チシャだと食べやすくてお奨めです。刺身も日常的によく食べます。イカ煎餅は高級おつまみなので時々です。

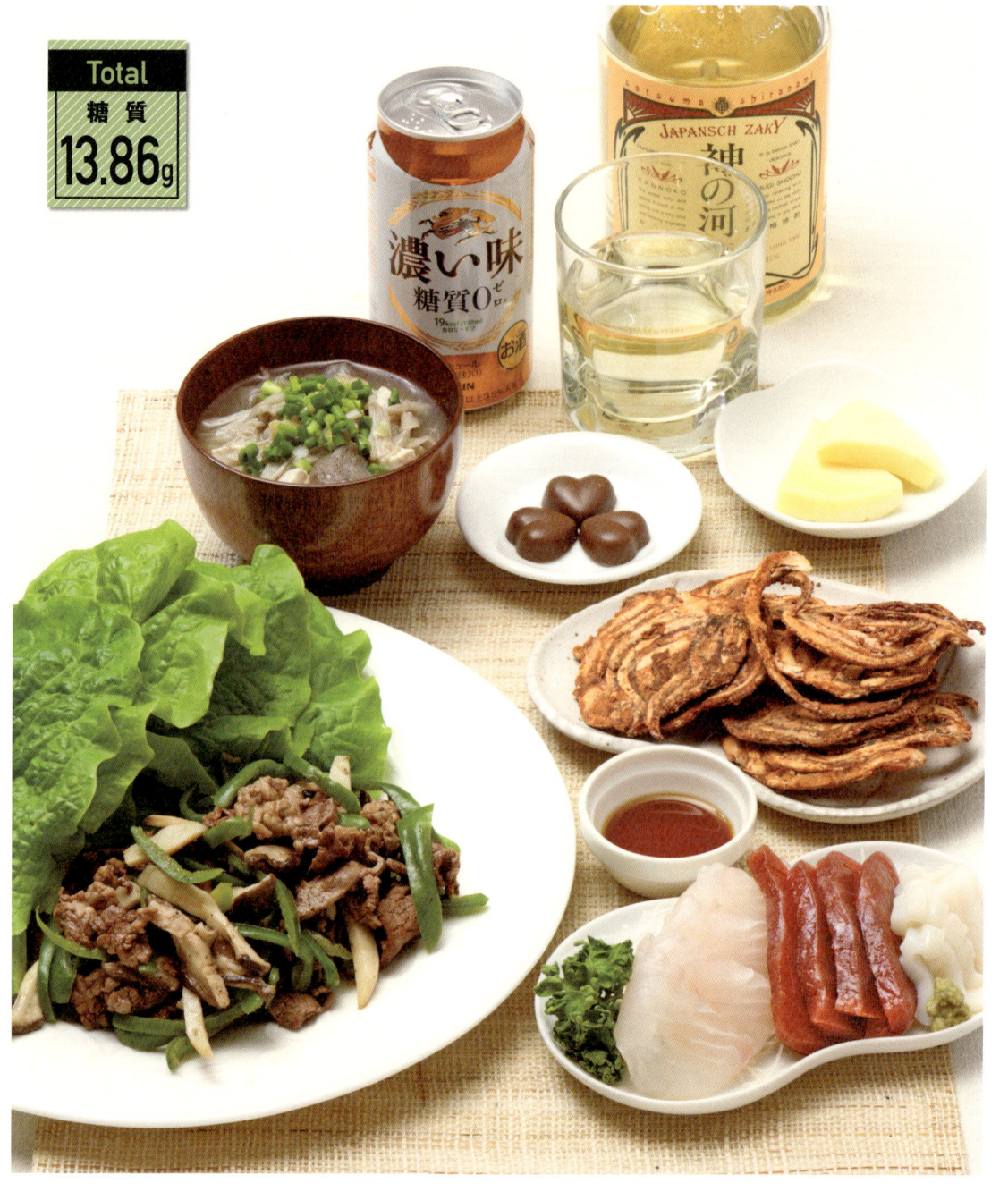

**Total 糖質 13.86g**

Dr. 江部「糖質制限献立」 献立15

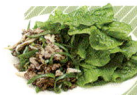

## 牛焼き肉と野菜のチシャ包み
**糖質 2.5g** / 232kcal

**材料**（1人分）
- 牛肉（肩・赤身スライス）……………………100g
- ピーマン……………………………………50g（2個）
- エリンギ……………………………………20g（2/5本）
- しいたけ……………………………………30g（3枚）
- チシャ菜……………………………………40g
- ごま油………………………………1g（小さじ1/4）
- 塩………………………………………………少々
- こしょう………………………………………少々

**作り方**
1. 牛肉は食べやすい大きさに切り、ピーマン・エリンギは短冊切り、しいたけはスライスする。
2. フライパンを温めてごま油を敷き、①を炒め、塩・こしょうで味を調える。
3. 器に②・チシャ菜を盛る。

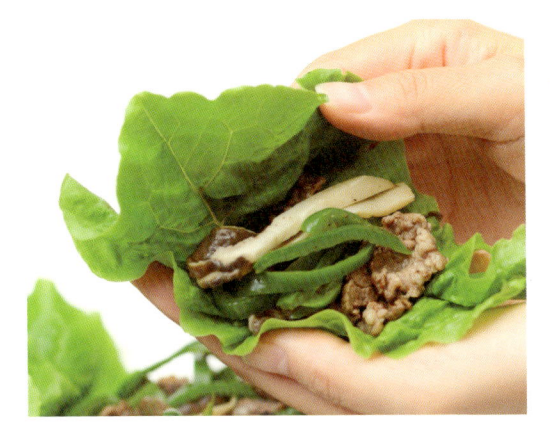

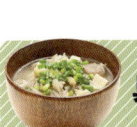

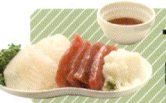

## 具だくさん味噌汁
**糖質 6.1g** / 93kcal

**材料**（1人分）
- ごぼう………………………………………………20g
- えのき茸……………………………………20g（1/5袋）
- こんにゃく…………………………………………20g
- 絹豆腐………………………………………………20g
- 油揚げ………………………………………10g（1/3枚）
- 葉ねぎ*………………………………………………5g
- みそ……………………………………10g（小さじ1 2/3）
- だし汁…………………………………150cc（3/4カップ）

*白い部分が少なく、緑の部分が多いねぎ

**作り方**
1. ごぼうはささがき、えのき茸は根元を切り落として2cm長さに切り、こんにゃくは小さくちぎり、絹豆腐はさいの目切り、油揚げは細切りにする。
2. 葉ねぎは小口切りにする。
3. 鍋に①・だし汁を入れて煮る。
4. ③にみそを溶き入れ、器に盛り、②を散らす。

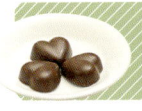

## マグロ・イカ・ヒラメの刺身盛り
**糖質 2.5g** / 138kcal

**材料**（1人分）
- マグロ（刺身）………………………………………50g
- イカ（刺身）…………………………………………30g
- ヒラメ（刺身）………………………………………40g
- 大根…………………………………………………30g
- パセリ………………………………………………少々
- 練りわさび…………………………………………適量
- しょうゆ（こいくち）……………………12g（小さじ2）

**作り方**
1. 大根はせん切りにする。
2. 器に①・マグロ・イカ・ヒラメを盛り、パセリを添える。
3. 別の器に練りわさび・しょうゆを入れる。

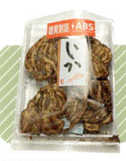

## チョコレート
**糖質 0.66g** / 63kcal

**材料**（1人分）
- シュクリーベ・アーモンドダークチョコ……12g（3個）

※糖質制限ドットコムで購入可（P.23参照）

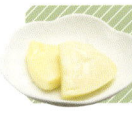

## チーズ
**糖質 0.5g** / 122kcal

**材料**（1人分）
- 6Pチーズ……………………………………36g（2個）

## イカの姿焼き煎餅
**糖質 1.6g** / 189kcal

**材料**（1人分）
- イカの姿焼き煎餅……………………………45g（1袋）

※糖質制限ドットコムで購入可（P.23参照）

## 献立 16　7月24日 Tue　自宅・夕食
# ササミの紫蘇はさみ揚げ定食

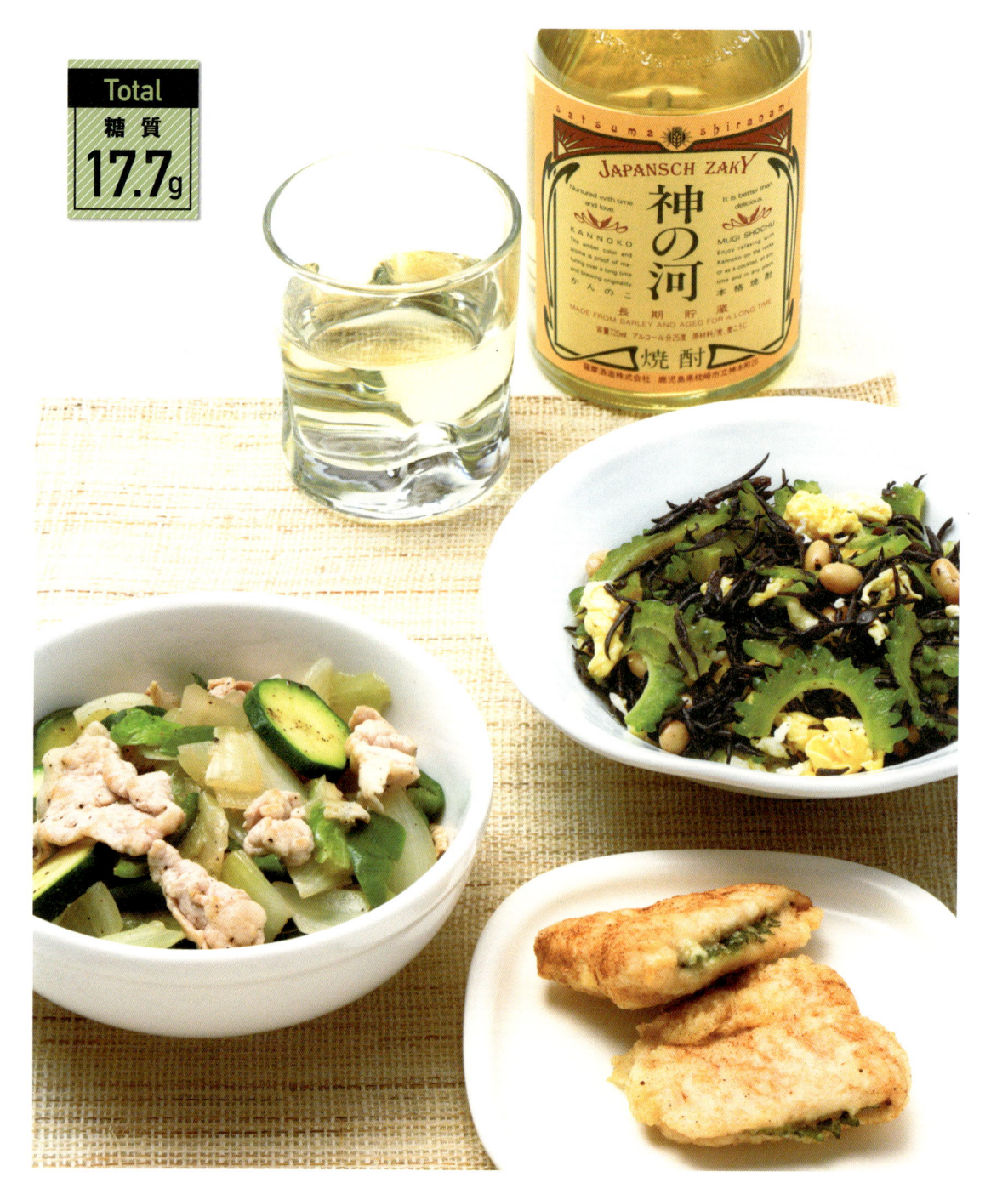

**食べものリスト**
- ササミの紫蘇はさみ揚げ
- ゴーヤとひじきのチャンプルー
- 豚肉とピーマンの炒め

**酒**
- 焼酎水割り（4杯）

**Total 糖質 17.7g**

### Dr.江部's MEMO
ゴーヤチャンプルーは我が家の夏の定番です。自宅でとれたゴーヤもたまに使います。居酒屋でも、メニューにあれば必ず食べます。ゴーヤはビタミンCが豊富です。鶏料理も大好きでよく食べます。

Dr.江部「糖質制限献立」 献立16

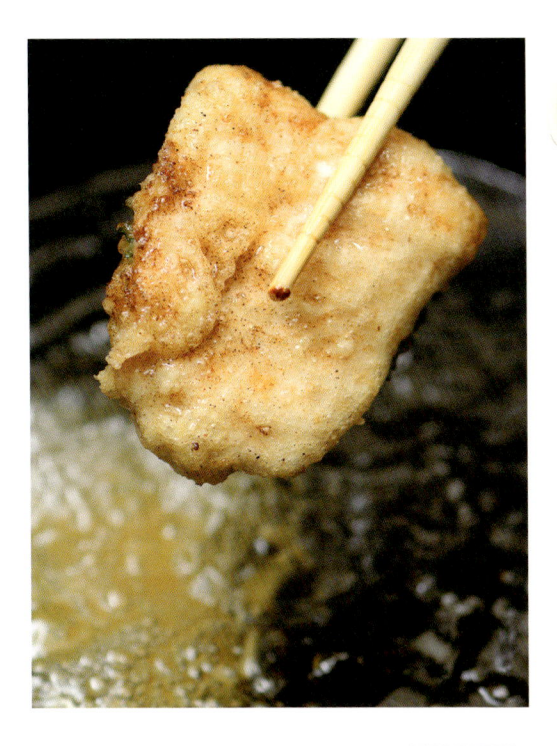

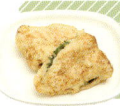

## ササミの紫蘇はさみ揚げ

**糖質 6.6g**
**286kcal**

### 材料（1人分）
| | |
|---|---|
| 鶏ささみ | 100g |
| 青しそ | 2g（2枚） |
| 塩 | 少々 |
| 小麦粉 | 適量 |
| 水 | 適量 |
| 揚げ油* | 適量 |

＊高オレイン酸タイプの油がおすすめ

### 作り方
① 鶏ささみは棒でたたいて平たくして塩をふり、青しそをはさむ。
② ボウルに小麦粉・水を入れてよく混ぜ、①をつける。
③ 揚げ油を温め、②を揚げる。
④ ③を食べやすい大きさに切り、器に盛る。

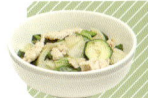

## 豚肉とピーマンの炒め

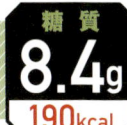

**糖質 8.4g**
**190kcal**

### 材料（1人分）
| | |
|---|---|
| 豚ロース肉（スライス） | 50g |
| ピーマン | 50g（2個） |
| たまねぎ | 70g（1/3個） |
| ズッキーニ | 100g（1/2本） |
| レタス | 50g（1 2/3枚） |
| ごま油 | 4g（小さじ1） |
| 塩 | 少々 |
| こしょう | 少々 |

### 作り方
① 豚ロース肉はひと口大に切り、ピーマン・たまねぎは乱切り、ズッキーニは輪切り、レタスはひと口大に切る。
② フライパンを温めてごま油を敷き、①を炒め、塩・こしょうで味を調える。
③ 器に②を盛る。

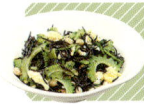

## ゴーヤとひじきのチャンプルー

**糖質 2.7g**
**192kcal**

### 材料（1人分）
| | |
|---|---|
| ゴーヤ | 100g（5/6本） |
| ひじき（乾燥） | 7g |
| 大豆（ゆで） | 20g |
| 卵 | 60g（1個） |
| オリーブ油 | 6g（小さじ1 1/2） |
| 塩 | 少々 |
| こしょう | 少々 |

### 作り方
① ゴーヤは縦半分に切り、中綿と種をとってから薄くスライスし、塩（分量外）でもみ、水洗いする。
② ひじきは水戻しし、水気を切る。
③ フライパンを温めてオリーブ油（小さじ1/2）を敷き、溶き卵を流し入れて炒り卵を作り、取り出す。
④ 再度フライパンを温めてオリーブ油（小さじ1）を敷き、①・②・大豆を入れて炒め、③を戻し入れて塩・こしょうで味を調える。
⑤ 器に④を盛る。

## 献立 17  7月26日 | Thu | 自宅・夕食
# ゴーヤ・豚・卵チャンプルー定食

### 食べものリスト
- ゴーヤ・豚・卵チャンプルー ■ 天然鯛の焼き物 ■ 厚揚げ焼き
- おくらのタタキ ■ 辛子明太子ときゅうり
- トマト・チーズのオリーブオイル炒め

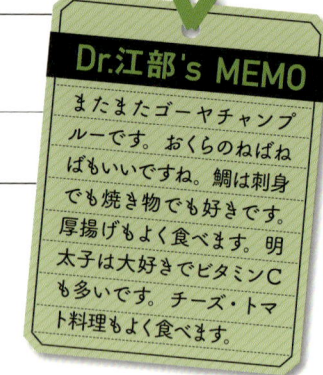

### 酒
- 焼酎水割り（4杯）

### Dr.江部's MEMO
またまたゴーヤチャンプルーです。おくらのねばねばもいいですね。鯛は刺身でも焼き物でも好きです。厚揚げもよく食べます。明太子は大好きでビタミンCも多いです。チーズ・トマト料理もよく食べます。

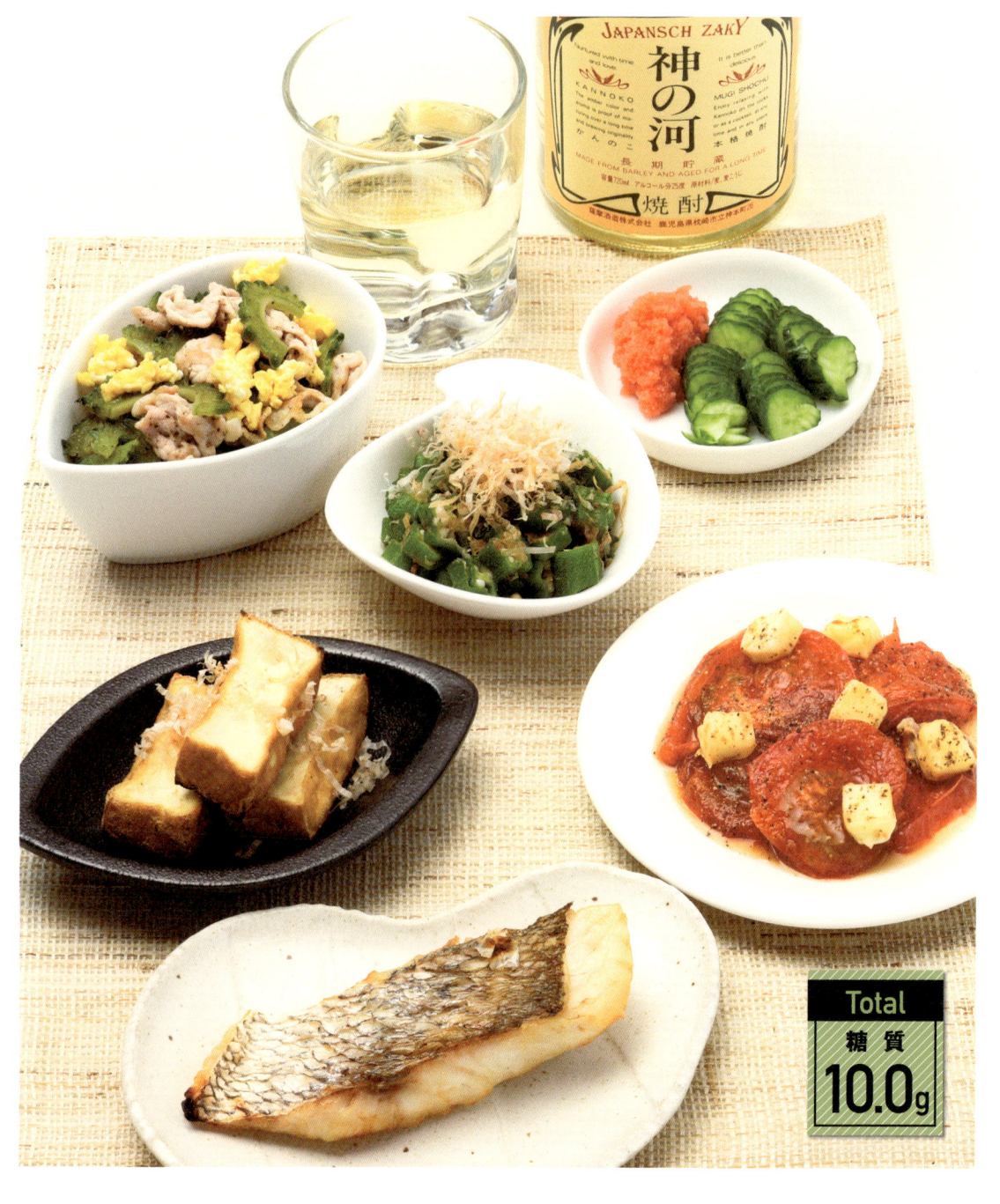

**Total 糖質 10.0g**

# Dr.江部「糖質制限献立」 献立17

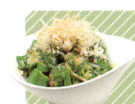

## おくらのタタキ
**糖質 2.0g / 32kcal**

### 材料 (1人分)
- オクラ……………………100g (10本)
- かつお節 (糸削り)……………少々
- しょうゆ (こいくち)…………6g (小さじ1)

### 作り方
1. オクラは塩 (分量外) を加えた熱湯でゆで、冷水に取る。
2. ①を薄い輪切りにし、しょうゆを加えてよく混ぜる。
3. 器に②を盛り、かつお節をかける。

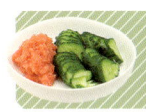

## 辛子明太子ときゅうり
**糖質 1.8g / 45kcal**

### 材料 (1人分)
- きゅうり……………………50g (½本)
- 辛子明太子……………………30g

### 作り方
1. きゅうりは蛇腹切りにし、適当な大きさに切る。
2. 器に①を盛り、辛子明太子を添える。

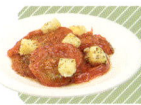

## トマト・チーズのオリーブオイル炒め
**糖質 3.9g / 123kcal**

### 材料 (1人分)
- トマト…………………100g (⅔個)
- プロセスチーズ………………20g
- オリーブ油……………4g (小さじ1)
- 塩………………………………少々
- こしょう………………………少々

### 作り方
1. トマトは輪切りにし、プロセスチーズは適当な大きさに切る。
2. フライパンを温めてオリーブ油を敷き、①をさっと炒め、塩・こしょうで味を調える。
3. 器に②を盛る。

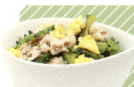

## ゴーヤ・豚・卵チャンプルー
**糖質 1.4g / 248kcal**

### 材料 (1人分)
- ゴーヤ………………100g (⅝本)
- 豚ロース肉 (スライス)…60g
- 卵……………………60g (1個)
- 油*……………2g (小さじ½)
- ごま油……………2g (小さじ½)
- 塩………………………少々

＊高オレイン酸タイプの油がおすすめ

### 作り方
1. ゴーヤは縦半分に切り、中綿と種をとってから薄くスライスし、塩 (分量外) でもみ、水洗いする。
2. 豚ロース肉はひと口大に切る。
3. フライパンを温めて油を敷き、溶き卵を流し入れて炒り卵を作り、取り出す。
4. 再度フライパンを温めてごま油を敷き、①・②を入れて炒め、③を戻し入れて塩で味を調える。
5. 器に④を盛る。

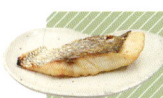

## 天然鯛の焼き物
**糖質 0.1g / 71kcal**

### 材料 (1人分)
- タイ……………………100g (1切れ)
- 塩………………………………少々

### 作り方
1. タイに塩をふり、魚焼きグリルで焼く。
2. 器に①を盛る。

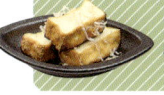

## 厚揚げ焼き
**糖質 0.8g / 156kcal**

### 材料 (1人分)
- 厚揚げ………………………100g
- かつお節 (糸削り)……………少々
- しょうゆ (こいくち)…………6g (小さじ1)

### 作り方
1. 厚揚げは食べやすい大きさに切る。
2. フライパンを温めて①を焼く。
3. 器に②を盛り、かつお節をのせ、しょうゆをかける。

## 給食01 6月27日 Wed 病院・昼食
# 鶏の空揚げトマト添え 給食

**食べものリスト**
- 鶏の空揚げトマト添え
- ぶり・豆腐大根
- イカの卯の花炒り

Total
糖質
**10.9g**

### Dr.江部's MEMO
さすが給食ですね。イカ、ブリ、豆腐、大根、鶏肉…魚介・肉・野菜・豆腐とバランス良い昼食です。私は小さい頃は偏食がきつくて野菜はほとんど駄目でした。今は何でも食べますが、春菊は嫌いです。

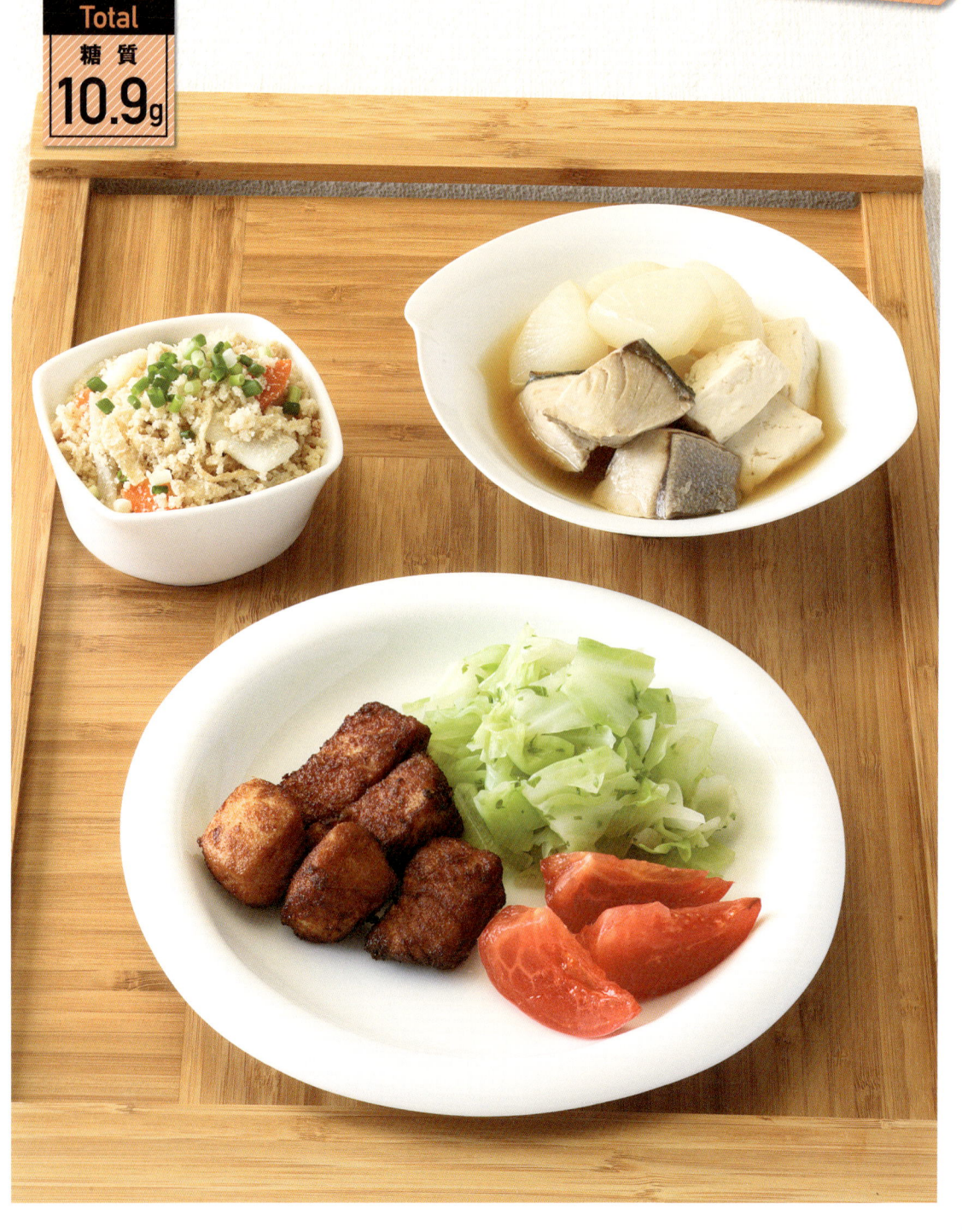

Dr. 江部「糖質制限献立」 給食01

## 鶏の空揚げ トマト添え

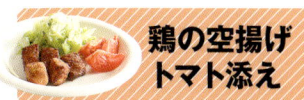

糖質 **4.1g** / 366kcal

### 材料（1人分）
鶏むね肉･････････････････････80g
しょうが････････････････････････3g
しょうゆ（こいくち）･･････････3g（小さじ½）
おいしい大豆（粉）･･････････7g（大さじ1強）
※糖質制限ドットコムで購入可（P.23参照）
揚げ油*･･･････････････････････適量
*高オレイン酸タイプの油がおすすめ

〈付け合わせ〉
トマト･･････････････････････50g（⅓個）
キャベツ････････････････････50g（1枚）
パセリ･･･････････････････････少々
しょうゆ（うすくち）･････････2g（小さじ⅓）

### 作り方
① 鶏むね肉はひと口大に切り、しょうがはすりおろす。
② ①・しょうゆで下味を付け、おいしい大豆をまぶす。
③ 揚げ油を温め②を揚げる。
④ トマトはくし切りにする。
⑤ キャベツはひと口大に切り、さっとゆでて冷水に取り、水気を切る。
⑥ パセリはみじん切りにする。
⑦ ボウルに⑤・しょうゆ・⑥を入れて和える。
⑧ 器に③を盛り、④・⑦を添える。

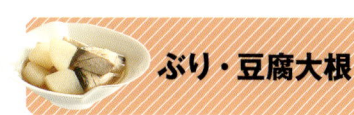

## イカの卯の花炒り

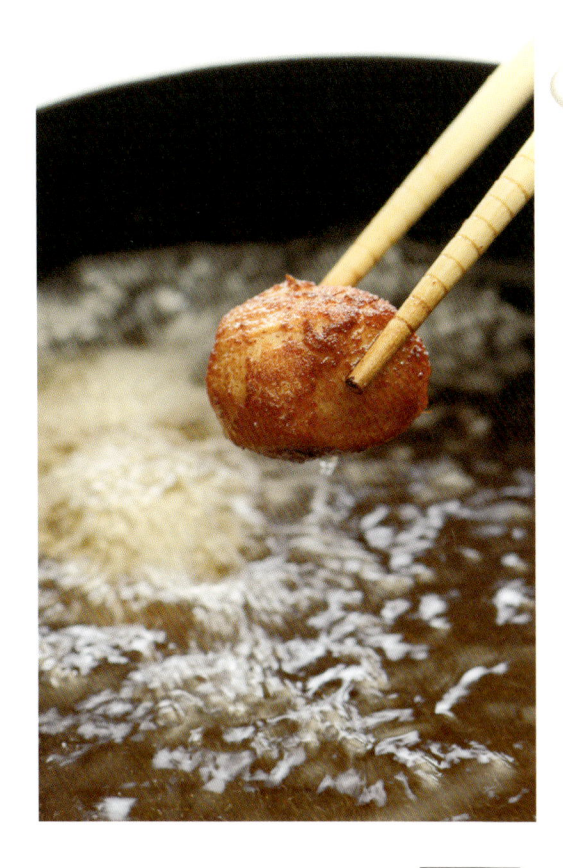

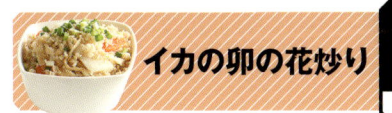

糖質 **3.0g** / 91kcal

### 材料（1人分）
おから･････････････････････････40g
にんじん･･･････････････････････10g
油揚げ･･･････････････････････7g（¼枚）
ごぼう････････････････････････10g
イカ･･････････････････････････10g
葉ねぎ*････････････････････････3g
しょうゆ（うすくち）･････････4g（小さじ⅔）
だし汁･･････････････････････50cc（¼カップ）
*白い部分が少なく、緑の部分が多いねぎ

### 作り方
① フライパンにおからを入れ、乾煎りする。
② にんじんはいちょう切り、油揚げは細切り、ごぼうはささがき、イカは短冊切りにする。
③ 葉ねぎは小口切りにする。
④ 鍋に②・しょうゆ・だしを入れ、にんじんが柔らかくなるまで煮たら①を加え、水分がなくなるまで炒める。
⑤ 器に④を盛り、③を散らす。

## ぶり・豆腐大根

糖質 **3.8g** / 210kcal

### 材料（1人分）
ブリ･････････････････････････60g（1切れ）
大根･････････････････････････100g
木綿豆腐･････････････････････50g（⅕丁）
しょうゆ（こいくち）･････････6g（小さじ1）
だし汁･･････････････････････200cc（1カップ）

### 作り方
① ブリは食べやすい大きさに切る。
② 大根は1cm厚さのいちょう切りにして面取りし、木綿豆腐は食べやすい大きさに切る。
③ 鍋にしょうゆ・だし汁を入れて煮立て、①を入れて再度煮立てたら、②を加えて煮る。
④ 器に③を盛る。

## 給食 02 | 6月28日 | Thu | 病院・昼食
# 豚肉とたけのこの味噌炒め給食

### 食べものリスト
- 筑前煮
- 茶碗蒸し
- 豚肉とたけのこの味噌炒め
- すずきの塩焼きおろし添え

### Dr.江部's MEMO
茶碗蒸しは大好きで外食でもよく食べます。すずきなど白身魚はシンプルであっさりして塩焼きがいいです。豚肉とたけのこの味噌炒めも美味しいです。筑前煮はやや糖質が多いですが、ごぼうと人参分です。

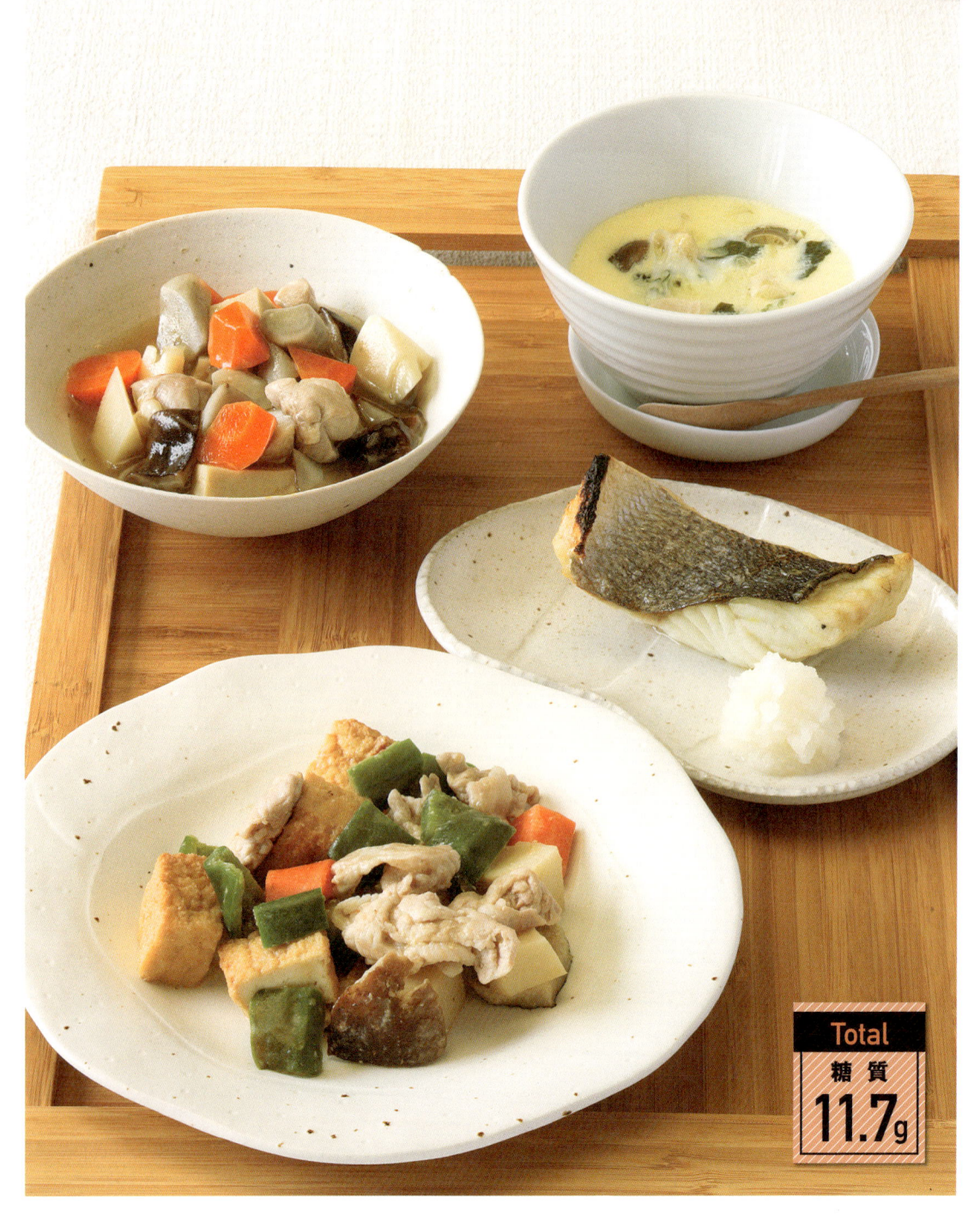

Total 糖質 11.7g

Dr. 江部「糖質制限献立」 給食02

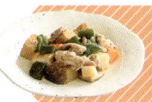

## 豚肉とたけのこの味噌炒め
**糖質 3.9g** / **176kcal**

**材料（1人分）**
- 豚ロース肉（スライス）……………30g
- 厚揚げ………………………………50g
- ピーマン……………………30g（1個）
- たけのこ（水煮）……………………30g
- にんじん……………………………10g
- 干ししいたけ…………………1g（⅓枚）
- 油*……………………………………少々
- みそ…………………………10g（小さじ1⅔）
- だし汁……………………50cc（¼カップ）

＊高オレイン酸タイプの油がおすすめ

**作り方**
1. 豚ロース肉はひと口大に切る。
2. 厚揚げ・ピーマン・たけのこ・にんじんは2cm角に切る。
3. 干ししいたけは水戻しし、2cm角に切る。
4. 鍋に油を敷き、①を炒め、豚ロース肉の色が変わったら②・③を加えて炒め合わせる。
5. ④にだし汁を加え、野菜がやわらかくなったらみそを加えてからめる。
6. 器に⑤を盛る。

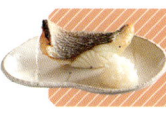

## すずきの塩焼きおろし添え
**糖質 0.7g** / **81kcal**

**材料（1人分）**
- スズキ………………………60g（1切れ）
- 塩……………………………………少々
- 油*……………………………………少々

＊高オレイン酸タイプの油がおすすめ

〈付け合わせ〉
- 大根…………………………………30g

**作り方**
1. スズキに塩をふる。
2. フライパンを温めて油を敷き、①を焼く。
3. 大根はすりおろす。
4. 器に②を盛り、③を添える。

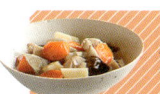

## 筑前煮
**糖質 6.4g** / **196kcal**

**材料（1人分）**
- 鶏もも肉……………………………40g
- たけのこ（水煮）……………………30g
- ごぼう………………………………40g
- にんじん……………………………20g
- 高野豆腐…………………10g（½個）
- 干ししいたけ…………………1g（⅓枚）
- しょうゆ（こいくち）…………6g（小さじ1）
- だし汁……………………200cc（1カップ）

**作り方**
1. 鶏もも肉はひと口大に切る。
2. たけのこ・ごぼう・にんじんは乱切りにする。
3. 高野豆腐・干ししいたけは水で戻し、水気をしぼって4等分に切る。
4. 鍋にだし汁を煮立て、①・②・③・しょうゆを入れて煮る。
5. 器に④を盛る。

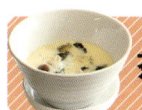

## 茶碗蒸し
**糖質 0.7g** / **93kcal**

**材料（1人分）**
- 鶏むね肉……………………………20g
- しめじ…………………10g（⅒パック）
- カットわかめ………………………0.5g
- 卵……………………………30g（½個）
- しょうゆ（うすくち）…………6g（小さじ1）
- だし汁………………………………70cc

**作り方**
1. 鶏むね肉は小さく切り、しめじは根元を切り落としてほぐし、カットわかめは水で戻す。
2. ボウルに卵を割りほぐして、しょうゆ・だし汁を加えて混ぜ、ザルでこす。
3. 器に①を入れ、②を流し入れる。
4. 蒸気の上がった蒸し器で③を蒸す。

## 給食 03 | 7月4日 | Wed | 病院・昼食
# 豚肉のマーボなす給食

### 食べものリスト
- 赤魚の煮物
- 豚肉のマーボーなす
- 中華三色和え
- 土佐煮

---

**Dr.江部's MEMO**

豚肉のマーボなすはピーマンも入って糖質制限的にもヘルシーです。ピーマンのビタミンC含有量は多いです。豚肉は肉類の中で一番ビタミンB1が多いです。赤魚は輸入魚で安価で美味しく給食向き？です。

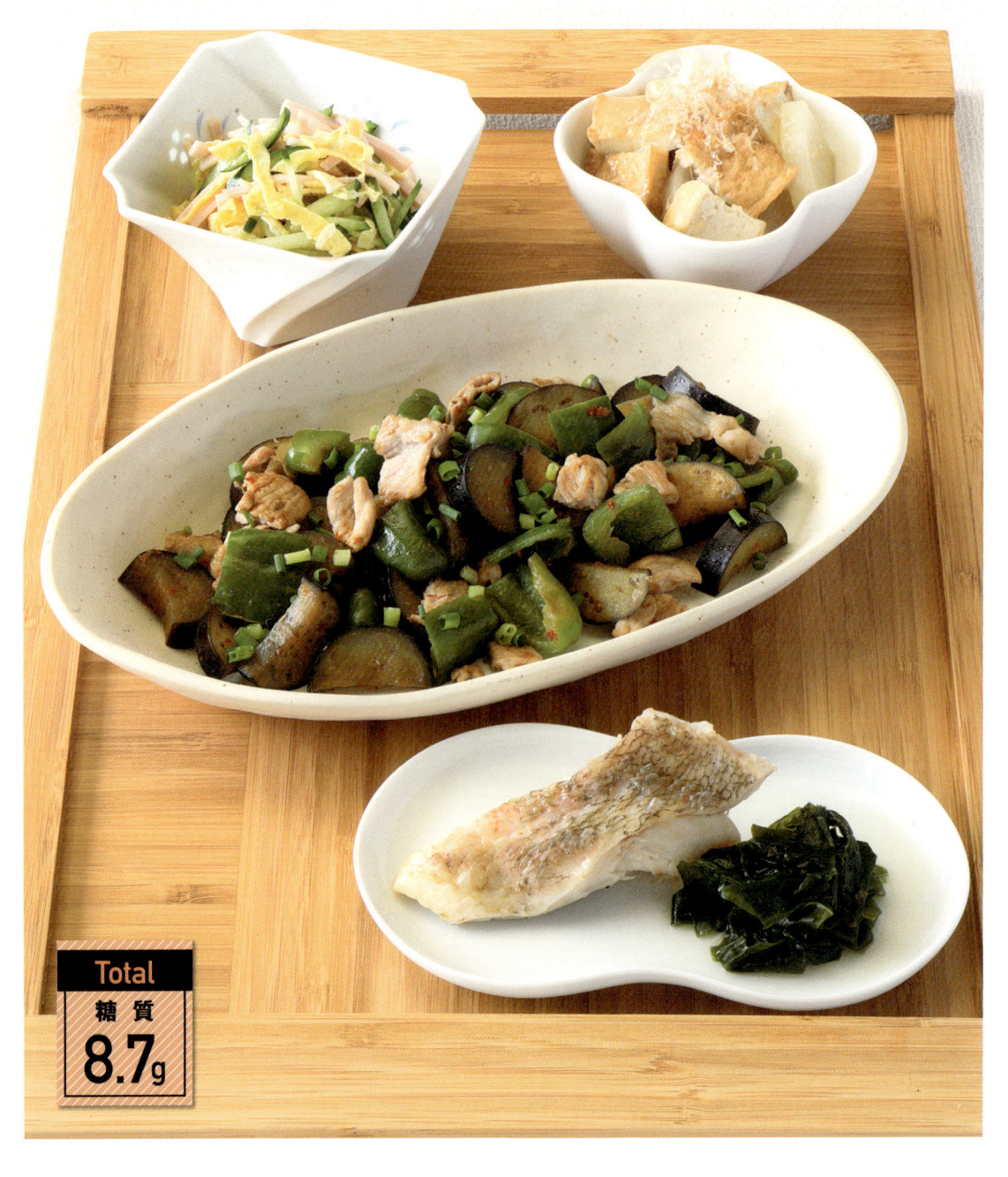

---

**Total 糖質 8.7g**

Dr.江部「糖質制限献立」 給食03

## 中華三色和え
糖質 1.7g / 105kcal

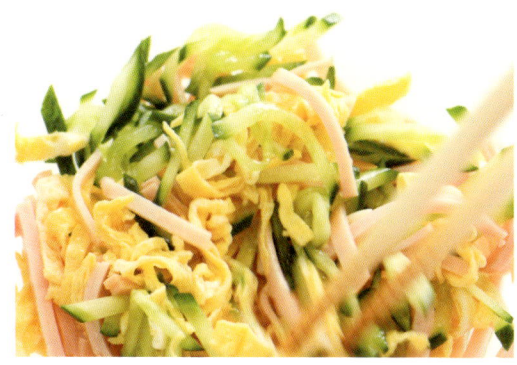

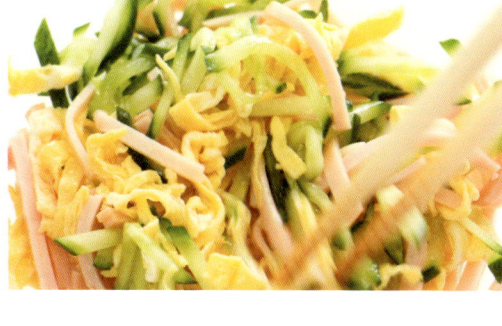

**材料**（1人分）
きゅうり……………………………………40g (2/5本)
ロースハム…………………………………30g (1 1/2枚)
卵……………………………………………20g (1/3個)
油……………………………………………少々
ごま油………………………………………少々
酢……………………………………………5g (小さじ1)
しょうゆ（うすくち）……………………2g (小さじ1/3)

**作り方**
❶きゅうり・ロースハムはせん切りにする。
❷フライパンを温めて油を敷き、溶き卵を流し入れ、薄焼き卵を焼いて細切りにし、錦糸卵を作る。
❸ボウルにごま油・酢・しょうゆを混ぜ、①・②を入れて和える。
❹器に③を盛る。

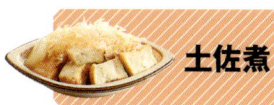

## 土佐煮
糖質 1.7g / 125kcal

**材料**（1人分）
厚揚げ………………………………………75g
大根…………………………………………50g
しょうゆ（うすくち）……………………4g (小さじ2/3)
かつお節（糸削り）………………………少々
だし汁………………………………………200cc (1カップ)

**作り方**
❶厚揚げはひと口大に切り、大根はいちょう切りにする。
❷鍋に①・だし汁・しょうゆを入れて煮る。
❸器に②を盛り、かつお節を飾る。

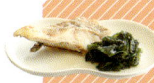

## 赤魚の煮魚
糖質 0.7g / 122kcal

**材料**（1人分）
赤魚…………………………………………60g (1切れ)
カットわかめ………………………………1g
酒……………………………………………1g (小さじ1/5)
しょうゆ（こいくち）……………………5g (小さじ1弱)
だし汁………………………………………200cc (1カップ)

**作り方**
❶カットわかめは水で戻す。
❷鍋に酒・しょうゆ・だし汁を入れて煮立て、赤魚を加えて煮る。
❸赤魚が煮えたら①を加えてさっと煮る。
❹器に③を盛る。

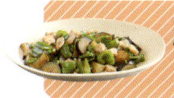

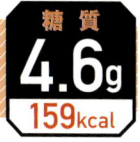

## 豚肉のマーボーなす
糖質 4.6g / 159kcal

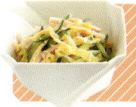

**材料**（1人分）
豚もも肉（スライス）……………………60g
なす…………………………………………100g (1 1/4本)
ピーマン……………………………………40g (1 3/5個)
葉ねぎ*1……………………………………3g
しょうが……………………………………3g
油*2…………………………………………少々
しょうゆ（こいくち）……………………6g (小さじ1)
豆板醤………………………………………少々

*1 白い部分が少なく、緑の部分が多いねぎ
*2 高オレイン酸タイプの油がおすすめ

**作り方**
❶豚もも肉はひと口大、なすは半月切り、ピーマンは2cm角に切る。
❷葉ねぎはみじん切り、しょうがはみじん切りにする。
❸フライパンを温めて油を敷き、②を炒め、香りがでたら①を加えてさらに炒める。
❹蓋をし、弱火で野菜がやわらかくなるまで蒸し煮にし、しょうゆ・豆板醤で調味する。
❺器に④に盛る。

## 給食 04 | 7月5日 Thu | 病院・昼食
# 蒸し鶏の豆板醤風味 給食

### 食べものリスト
- 蒸し鶏の豆板醤風味
- 鰆の照り焼きトマト添え
- 豆腐となめこの味噌汁
- 高野豆腐と油揚げの含め煮

**Dr.江部's MEMO**

蒸し鶏の豆板醤風味も美味しいです。外食の中華料理は砂糖を多く使うのでNG食品が多いのですが、蒸し鶏はOK食品でよく食べます。鰆は関西圏ではよく食べる魚で、塩焼きにすると低糖質になります。

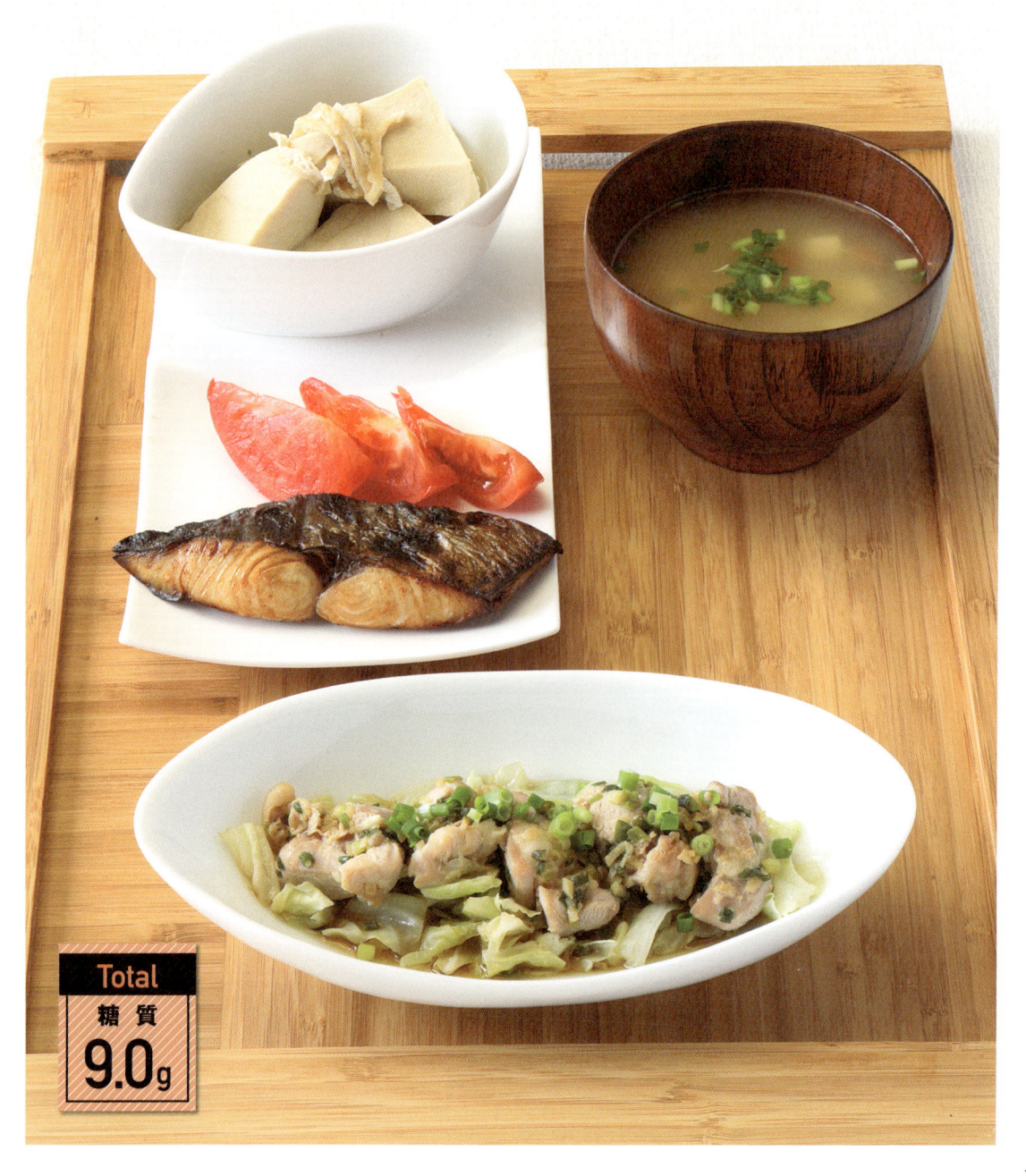

**Total 糖質 9.0g**

Dr. 江部「糖質制限献立」 給食04

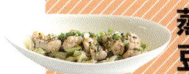

## 蒸し鶏の豆板醤風味
**糖質 3.2g / 181kcal**

**材料**（1人分）
鶏もも肉・・・・・・・・・・・・・・・・・・60g
しょうが・・・・・・・・・・・・・・・・・・3g
葉ねぎ*・・・・・・・・・・・・・・・・・・6g
キャベツ・・・・・・・・・・・・・・・・・60g（1枚強）
しょうゆ（うすくち）・・・・・・・・・・・少々
みそ・・・・・・・・・・・・・・・・・・・6g（小さじ1）
酒・・・・・・・・・・・・・・・・・・・・少々
豆板醤・・・・・・・・・・・・・・・・・・少々
＊1白い部分の多い、一般的に「長ねぎ」と言われるもの

**作り方**
❶ 鶏もも肉はひと口大に切る。
❷ しょうが・葉ねぎ（3g）はみじん切りにする。
❸ ボウルに②・しょうゆ・みそ・酒・豆板醤を入れて混ぜ、①を漬け込む。
❹ キャベツはひと口大に切る。
❺ 葉ねぎ（3g）は小口切りにする。
❻ 器に④を敷き、③を並べて蒸す。
❼ ⑥に⑤を散らす。

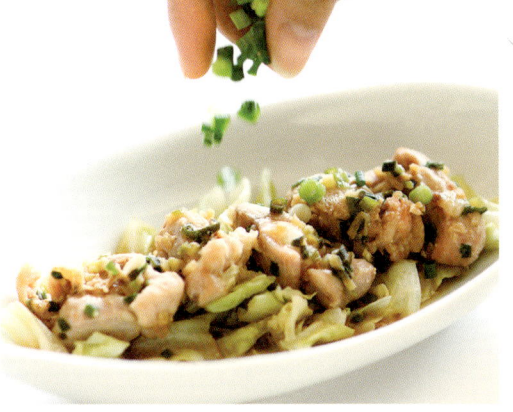

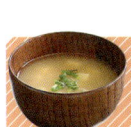

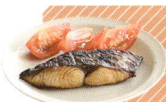

## 豆腐となめこの味噌汁
**糖質 2.5g / 39kcal**

**材料**（1人分）
絹豆腐・・・・・・・・・・・・・・・・・・30g（⅛丁）
なめこ・・・・・・・・・・・・・・・・・・10g（⅒袋）
葉ねぎ*・・・・・・・・・・・・・・・・・3g
みそ・・・・・・・・・・・・・・・・・・・10g（小さじ1⅔）
だし汁・・・・・・・・・・・・・・・・・・160cc
＊白い部分が少なく、緑の部分が多いねぎ

**作り方**
❶ 絹豆腐はさいの目に切る。
❷ 葉ねぎは小口切りにする。
❸ 鍋に①・なめこ・だし汁を入れて、絹豆腐に火が通るまで煮る。
❹ ③にみそを溶き入れ、器に盛り、②を散らす。

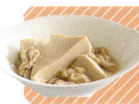

## 鰆の照り焼きトマト添え
**糖質 2.2g / 119kcal**

**材料**（1人分）
サワラ・・・・・・・・・・・・・・・・・・60g（1切れ）
しょうゆ（こいくち）・・・・・・・・・・・3g（小さじ½）
油*・・・・・・・・・・・・・・・・・・・少々
＊高オレイン酸タイプの油がおすすめ

〈付け合わせ〉
トマト・・・・・・・・・・・・・・・・・・50g（⅓個）

**作り方**
❶ サワラにしょうゆを塗る。
❷ フライパンを温めて油を敷き、①を焼く。
❸ トマトはくし切りにする。
❹ 器に②を盛り、③を添える。

## 高野豆腐と油揚げの含め煮
**糖質 1.1g / 135kcal**

**材料**（1人分）
高野豆腐・・・・・・・・・・・・・・・・・20g（1個）
油揚げ・・・・・・・・・・・・・・・・・・7g（¼枚）
しょうゆ（うすくち）・・・・・・・・・・・3g（小さじ½）
だし汁・・・・・・・・・・・・・・・・・・150cc（¾カップ）

**作り方**
❶ 高野豆腐は水戻しして水気をしぼり、三角形に切る。
❷ 油揚げは薄切りにする。
❸ 鍋にだし汁・しょうゆ・①・②を入れ煮る。
❹ 器に③を盛る。

## 給食 05 7月11日 Thu 病院・昼食
# 鶏肉葱ソース給食

### 食べものリスト
- 鶏肉葱ソース
- 白菜と厚揚げの煮浸し
- マーボー豆腐

**Total 糖質 9.1g**

### Dr.江部's MEMO
鶏肉は味もいいし安価だし調理もしやすいし、糖質制限の優等生的食材です。当然病院給食の定番でもあります。鶏肉はビタミンAやナイアシンが豊富です。マーボ豆腐は外食でも糖質制限OKメニューです。

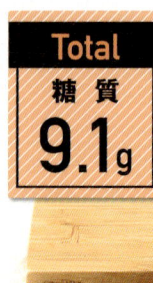

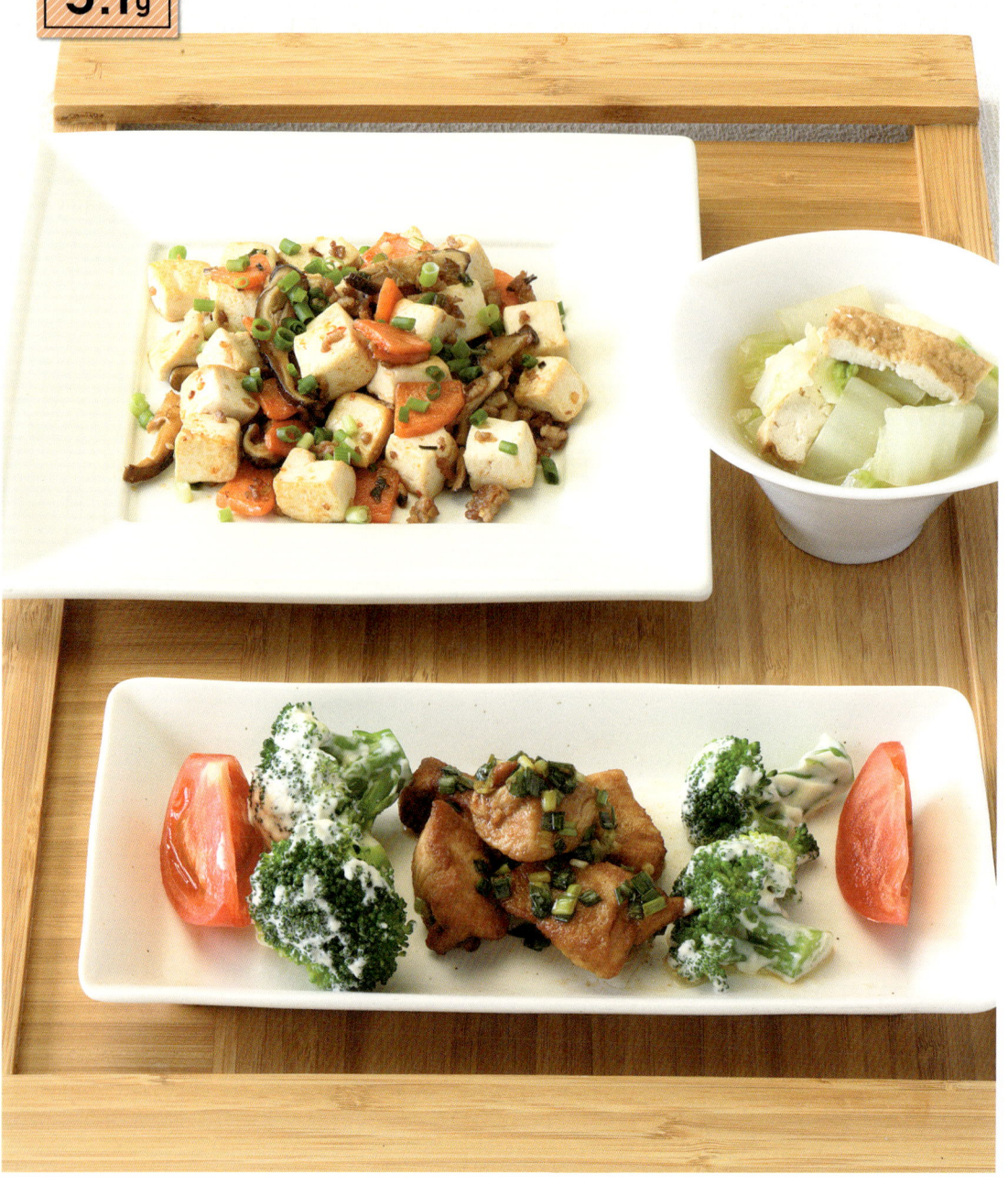

Dr. 江部「糖質制限献立」 給食05

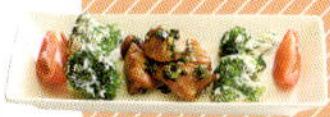

## 鶏肉葱ソース

糖質 **3.5g**
411kcal

**材料**（1人分）

鶏むね肉・・・・・・・・・・・・・・・・・・・・・・・・・・・・・・・・・・・・70g
葉ねぎ*1・・・・・・・・・・・・・・・・・・・・・・・・・・・・・・・・・・・・・5g
しょうゆ（こいくち）・・・・・・・・・・・・・・・・・・・・・5g（小さじ1弱）
おいしい大豆（粉）・・・・・・・・・・・・・・・・・・・・10g（大さじ1¼）
※糖質制限ドットコムで購入可（P.23参照）
ごま油・・・・・・・・・・・・・・・・・・・・・・・・・・・・・・・・・・・・・・少々
揚げ油*2・・・・・・・・・・・・・・・・・・・・・・・・・・・・・・・・・・・・適量
*1白い部分が少なく、緑の部分が多いねぎ
*2高オレイン酸タイプの油がおすすめ

〈付け合わせ〉
ブロッコリー・・・・・・・・・・・・・・・・・・・・・・・・・・・・50g（⅙株）
トマト・・・・・・・・・・・・・・・・・・・・・・・・・・・・・・・・・50g（⅓個）
マヨネーズ・・・・・・・・・・・・・・・・・・・・・・・・・5g（小さじ1強）

**作り方**

❶鶏むね肉はひと口大に切り、しょうゆ（1g）をかけて下味をつけ、おいしい大豆をまぶす。
❷葉ねぎは小口切りにする。
❸揚げ油を温め、①を揚げる。
❹ボウルに②・しょうゆ（4g）・ごま油を入れて混ぜ、③を加えて和える。
❺ブロッコリーは小房に分け、塩（分量外）を加えた熱湯でゆでて冷水に取り、水気を切り、マヨネーズで和える。
❻トマトはくし切りにする。
❼器に④を盛り、⑤・⑥を添える。

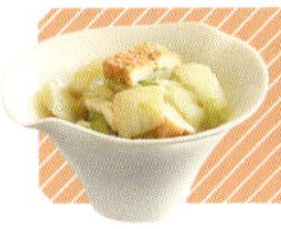

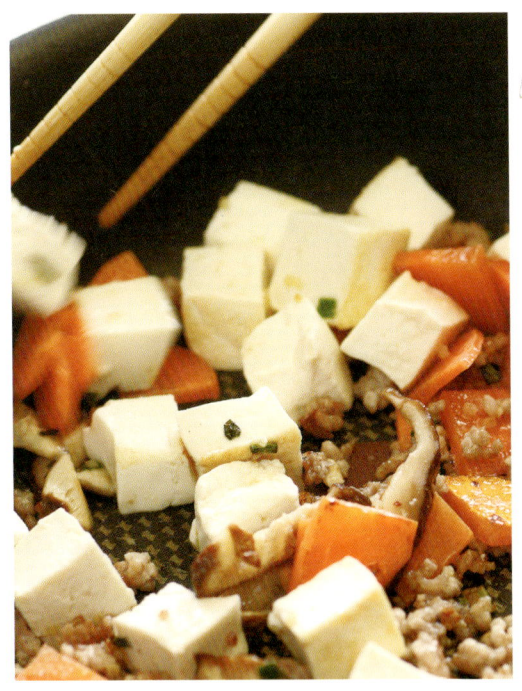

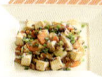

## マーボー豆腐

糖質 **4.1g**
192kcal

**材料**（1人分）

木綿豆腐・・・・・・・・・・・・・・・・・・・・・・・・・・・・150g（⅗丁）
干ししいたけ・・・・・・・・・・・・・・・・・・・・・・・・・・2g（⅔枚）
にんじん・・・・・・・・・・・・・・・・・・・・・・・・・・・20g（2cm厚さ）
しょうが・・・・・・・・・・・・・・・・・・・・・・・・・・・・・・・・・・・・・3g
豚ひき肉・・・・・・・・・・・・・・・・・・・・・・・・・・・・・・・・・・・30g
葉ねぎ*1・・・・・・・・・・・・・・・・・・・・・・・・・・・・・・・・・・・・3g
油*2・・・・・・・・・・・・・・・・・・・・・・・・・・・・・・・・・・・・・・少々
しょうゆ（うすくち）・・・・・・・・・・・・・・・・・・・5g（小さじ1弱）
豆板醤・・・・・・・・・・・・・・・・・・・・・・・・・・・・・・・・・・・・少々
*1白い部分が少なく、緑の部分が多いねぎ
*2高オレイン酸タイプの油がおすすめ

**作り方**

❶木綿豆腐は重石をして水切りし、さいの目に切る。
❷干ししいたけは水戻しして細切り、にんじんはいちょう切りにする。
❸しょうがはみじん切りにする。
❹フライパンを温めて油を敷き、③を炒めて香りがでたら豚ひき肉を炒め、豚ひき肉の色が変わったら、②を加えてさらに炒める。
❺④に①を加えて炒め、しょうゆ・豆板醤で調味する。
❻器に⑤を盛り、小口切りにした葉ねぎを散らす。

## 白菜と厚揚げの煮浸し

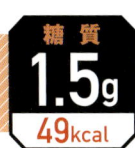

糖質 **1.5g**
49kcal

**材料**（1人分）

白菜・・・・・・・・・・・・・・・・・・・・・・・・・・・・・・・・・70g（⅘枚）
厚揚げ・・・・・・・・・・・・・・・・・・・・・・・・・・・・・・・・・・・・25g
しょうゆ（うすくち）・・・・・・・・・・・・・・・・・・・・3g（小さじ½）
だし汁・・・・・・・・・・・・・・・・・・・・・・・・・・・・100cc（½カップ）

**作り方**

❶白菜はざく切り、厚揚げは太めの短冊切りにする。
❷鍋にしょうゆ・だし汁を入れて煮立て、①を加えて煮る。
❸器に②を盛る。

## 給食 06  7月12日 Thu 病院・昼食
# 鶏もも肉のハーブ焼き給食

**食べものリスト**
- 鶏もも肉のハーブ焼き
- 銀鮭のマヨネーズ焼き
- 高野豆腐といんげんの煮物
- ほうれん草のごま和え
- 目玉焼き野菜添え

### Dr.江部's MEMO
本日のメニューは合計糖質量が7gとかなり少なくなってます。鶏もも肉、卵、銀鮭、高野豆腐、ほうれん草、マヨネーズ…糖質制限の優等生食材のオンパレードです。糖質10gをきるとちょっと嬉しいです。

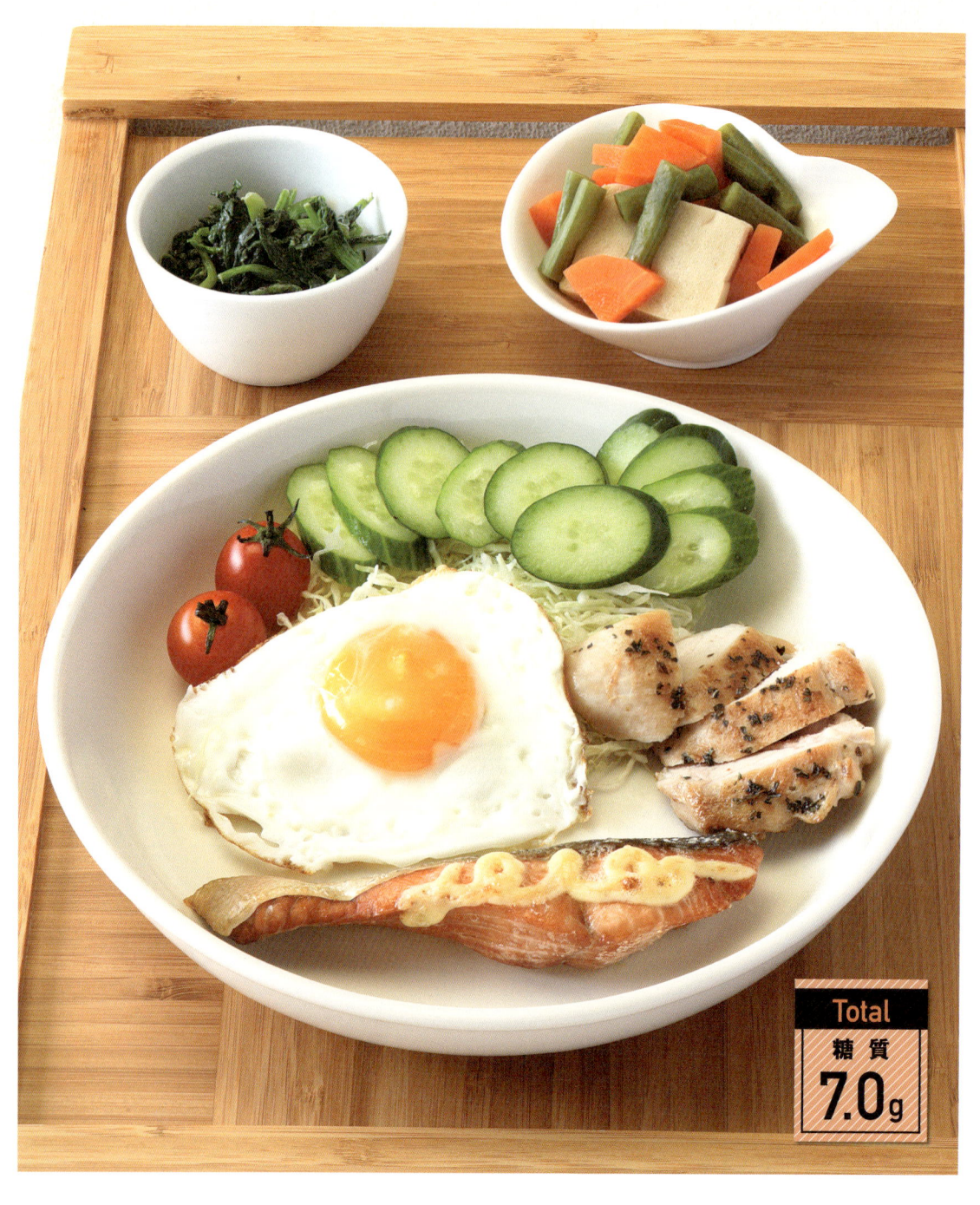

**Total 糖質 7.0g**

Dr.江部「糖質制限献立」 給食06

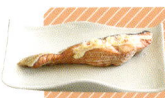

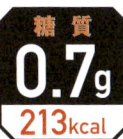

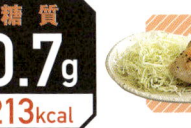

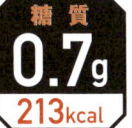

## 銀鮭のマヨネーズ焼き
**糖質 0.7g / 213kcal**

**材料**（1人分）
- 銀鮭（生）……………………70g（1切れ）
- 塩……………………………少々
- マヨネーズ…………………10g（小さじ2½）

**作り方**
1. 銀鮭に塩をふり、しばらく置く。
2. 天板にクッキングシートを敷き①をのせ、マヨネーズを塗り、オーブンで焼く。
3. 器に②を盛る。

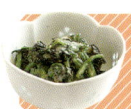

## ほうれん草のごま和え
**糖質 0.6g / 26kcal**

**材料**（1人分）
- ほうれん草……………………………60g
- 練りごま（白）………………2g（小さじ⅔）
- しょうゆ（こいくち）……………3g（小さじ½）

**作り方**
1. ほうれん草は塩（分量外）を入れた熱湯でゆでて冷水に取り、水気をしぼり2cm長さに切る。
2. ボウルに練りごま・しょうゆを入れて混ぜ、①を加えて和える。
3. 器に②を盛る。

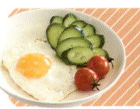

## 目玉焼き野菜添え
**糖質 1.9g / 92kcal**

**材料**（1人分）
- 卵………………………………60g（1個）
- きゅうり………………………30g（⅓本）
- ミニトマト……………………20g（2個）
- 塩……………………………少々
- 油*……………………………少々

＊高オレイン酸タイプの油がおすすめ

**作り方**
1. フライパンを温めて油を敷き、卵を割り入れて焼く。
2. きゅうりは斜めスライスする。
3. 器に①を盛って塩をふり、②・ミニトマトを添える。

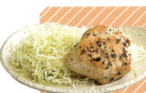

## 鶏もも肉のハーブ焼き
**糖質 1.3g / 188kcal**

**材料**（1人分）
- 鶏もも肉………………………………70g
- キャベツ………………………40g（1枚弱）
- にんにく……………………………少々
- 塩……………………………少々
- タイム（粉）………………………少々
- バジル（粉）………………………少々
- 油*……………………………少々

＊高オレイン酸タイプの油がおすすめ

**作り方**
1. にんにくはすりおろす。
2. キャベツはせん切りにする。
3. 鶏もも肉に塩をふり、①・タイム・バジルをふって下味をつける。
4. フライパンを温めて油を敷き、③を焼く。
5. 器に④を盛り、②を添える。

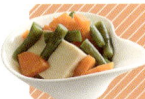

## 高野豆腐といんげんの煮物
**糖質 2.5g / 67kcal**

**材料**（1人分）
- 高野豆腐……………………10g（½個）
- にんじん……………………………20g
- いんげん……………………………20g
- しょうゆ（うすくち）……………4g（小さじ⅔）
- だし汁………………………150cc（¾カップ）

**作り方**
1. 高野豆腐は水で戻して水気をしぼり4等分に切り、にんじんはいちょう切り、いんげんは3cm長さに切る。
2. 鍋にしょうゆ・だし汁・①を入れて煮る。
3. 器に②を盛る。

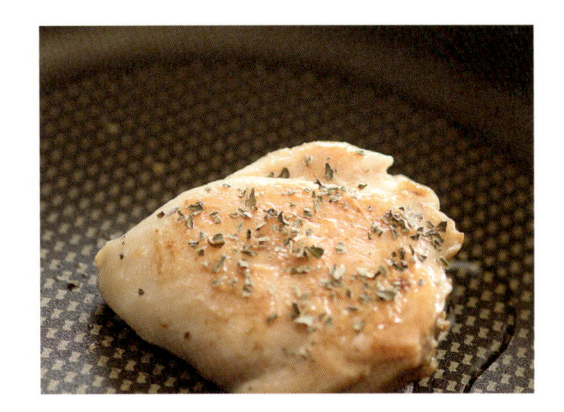

## 給食 07　7月14日 Sat　病院スタッフお手製昼食
# 糖質制限なタイカレー定食

**食べものリスト**
- 糖質制限なタイカレー
- 野菜とハムのサラダ

**飲み物**
- 生クリーム入りコーヒー（200cc）

### Dr.江部's MEMO
糖質制限NG食品の王様が日本のカレーライスです。ルーの小麦とお米のダブル炭水化物です。その点タイカレーは、ルーの小麦がないのでOKです。江部診療所のスタッフが腕をふるって作ってくれました。

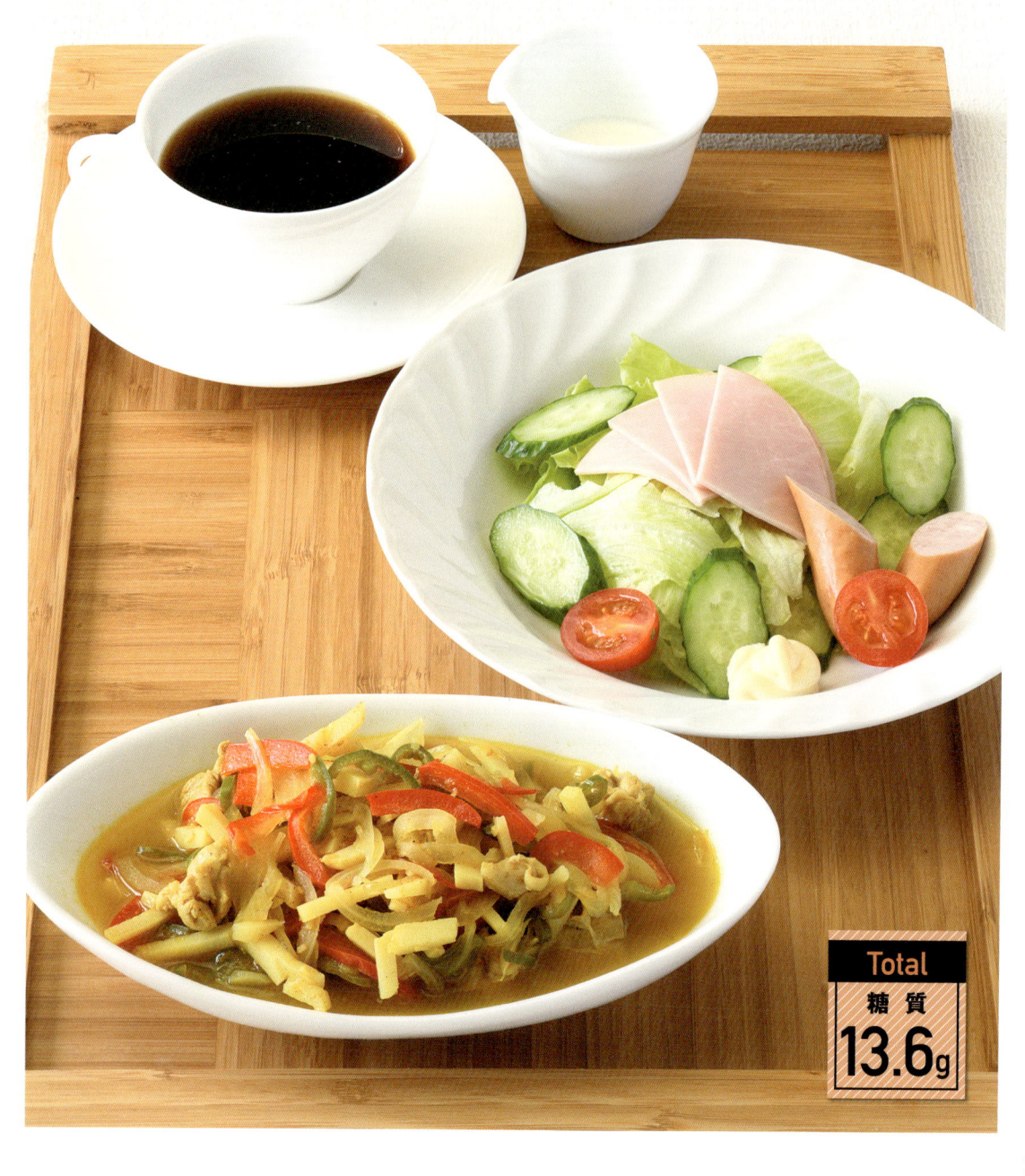

Total 糖質 13.6g

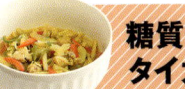

## 糖質制限なタイカレー

**糖質 8.8g / 352kcal**

### 材料（1人分）
- 鶏もも肉・・・・・・80g
- たまねぎ・・・・・・50g（¼個）
- たけのこ（水煮）・・・・・・50g
- 赤パプリカ・・・・・・30g（⅕個）
- ピーマン・・・・・・30g（1個強）
- にんにく・・・・・・少々
- しょうが・・・・・・5g
- 油*・・・・・・2g（小さじ½）
- カレー粉・・・・・・3g（小さじ1½）
- コンソメ・・・・・・3g（½個）
- ココナッツミルク・・・・・・50g
- 塩・・・・・・少々
- 豆板醤・・・・・・少々
- 水・・・・・・150cc（¾カップ）

*高オレイン酸タイプの油がおすすめ

### 作り方
1. 鶏もも肉は小さめに切る。
2. たまねぎは薄くスライスし、たけのこ・赤パプリカ・ピーマンはせん切りにする。
3. にんにく・しょうがはみじん切りにする。
4. 鍋に油を敷き、③を炒めて香りがでたら、①を加えて炒める。
5. 鶏もも肉の色が変わったら②を加えて軽く炒め、カレー粉を加えて香りがでるまで炒める。
6. ⑤に水・コンソメを加え、野菜がやわらかくなるまで煮る。
7. ⑥にココナッツミルクを加え、塩・豆板醤で味を調える。
8. 器に⑦を盛る。

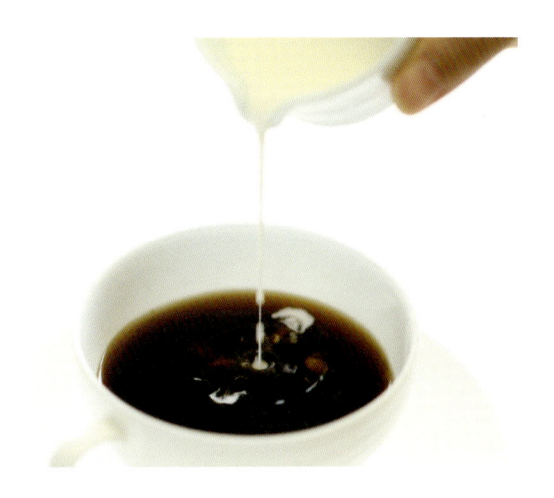

## 野菜とハムのサラダ

**糖質 3.2g / 254kcal**

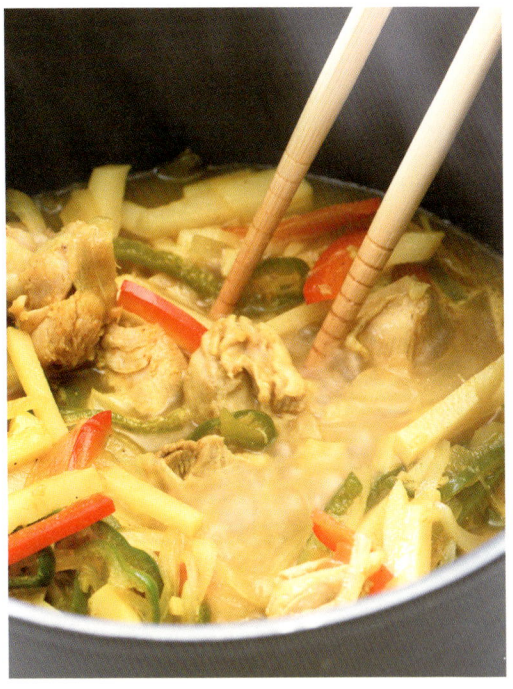

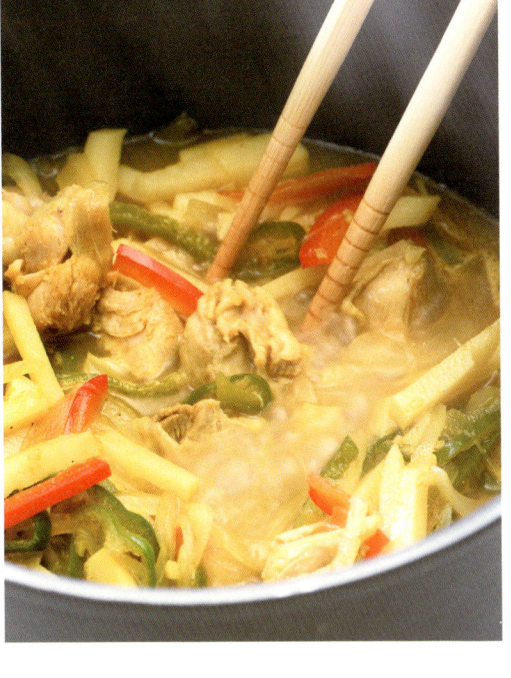

### 材料（1人分）
- レタス・・・・・・30g（1½枚）
- きゅうり・・・・・・20g（⅕本）
- ロースハム・・・・・・20g（1枚）
- ミニトマト・・・・・・10g（1個）
- ウインナー・・・・・・20g（1本）
- マヨネーズ・・・・・・20g（大さじ1⅔）

### 作り方
1. レタスはひと口大にちぎり、きゅうりは斜め切り、ロースハムは4等分に切り、ミニトマトは半分に切る。
2. ウインナーはゆで、斜め半分に切る。
3. 器に①・②を盛り、マヨネーズを添える。

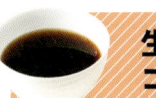

## 生クリーム入りコーヒー

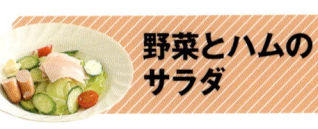

**糖質 1.6g / 30kcal**

### 材料（1人分）
- コーヒー・・・・・・200cc
- 生クリーム・・・・・・5g（小さじ1）

### 作り方
1. カップにコーヒー・生クリームを注ぐ。

## 給食 08 7月17日 Tue 病院・昼食
### 大根と豚の煮物給食

**食べものリスト**
- 大根と豚の煮物
- うまき卵
- にんじん・いんげんの胡麻和え
- 冬瓜と鶏肉のくず汁
- 冷奴

### Dr.江部's MEMO
豚肉は牛肉に比べると安価なので、経費を計算しなくてはならない病院給食の強い味方と言えます。高雄病院でも比較的よくメニューに登場します。いつもは炒めものが多いのですが今回は大根と煮物でコラボです。

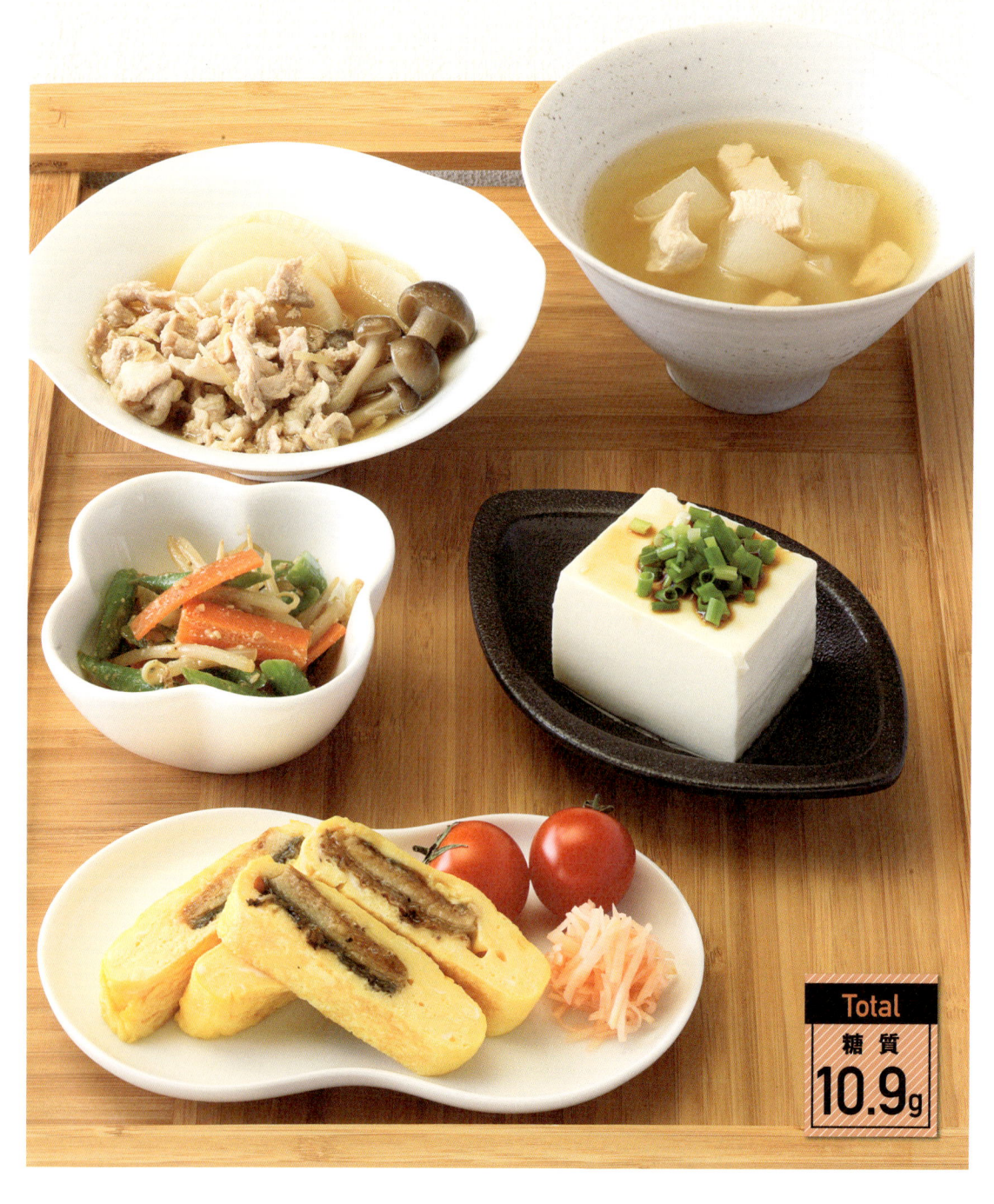

**Total 糖質 10.9g**

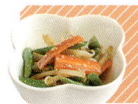

## にんじん・いんげんの胡麻和え

**糖質 1.6g / 19kcal**

**材料**（1人分）
- いんげん……………………………………20g
- にんじん……………………………………5g
- もやし………………………………………30g
- ごま（白）……………………………1g（小さじ⅓）
- しょうゆ（こいくち）…………………3g（小さじ½）

**作り方**
1. いんげんは斜め切り、にんじんは短冊切りにする。
2. ①・もやしは熱湯でゆでて冷水に取り、水気をしぼる。
3. すり鉢にごまを入れてすり、しょうゆを加え②を入れて和える。
4. 器に③を盛る。

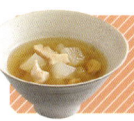

## 冬瓜と鶏肉のくず汁

**糖質 2.3g / 64kcal**

**材料**（1人分）
- 冬瓜……………100g
- 鶏むね肉………20g
- しょうが………3g
- しょうゆ（うすくち）……………6g（小さじ1）
- 塩………………少々
- だし汁…………160cc

**作り方**
1. 冬瓜はひと口大に切り、鶏むね肉は小さく切る。
2. しょうがはすりおろし、汁をしぼる。
3. 鍋に①・だし汁を入れて煮る。
4. ③に②・しょうゆ・塩を加えて味を調える。
5. 器に④を盛る。

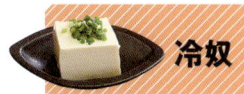

## 冷奴

**糖質 2.1g / 59kcal**

**材料**（1人分）
- 絹豆腐……………………………………100g（⅖丁）
- 葉ねぎ*……………………………………3g
- しょうゆ（こいくち）……………2.5g（小さじ½弱）

*白い部分が少なく、緑の部分が多いねぎ

**作り方**
1. 葉ねぎは小口切りにする。
2. 器に絹豆腐を盛り、①をのせ、しょうゆをかける。

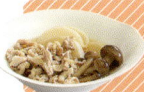

## 大根と豚の煮物

**糖質 2.1g / 120kcal**

**材料**（1人分）
- 大根……………………………………………50g
- しめじ………………………………20g（⅕パック）
- 豚ロース肉（スライス）……………………50g
- しょうが………………………………………3g
- 油*………………………………………………少々
- しょうゆ（こいくち）………………4g（小さじ⅔）
- だし汁……………………………200cc（1カップ）

*高オレイン酸タイプの油がおすすめ

**作り方**
1. 大根は半月切り、しめじは根元を切り落としてほぐす。
2. 豚ロース肉はひと口大に切り、しょうがはせん切りにする。
3. 鍋に油を敷き、②を炒め、豚ロース肉の色が変わったら①・だし汁・しょうゆを加えて煮る。
4. 器に③を盛る。

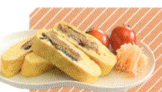

## うまき卵

**糖質 2.8g / 197kcal**

**材料**（1人分）
- 卵……………………………………90g（1½個）
- うなぎ（白焼き）……………………………20g
- しょうゆ（うすくち）………………5g（小さじ1弱）
- 片栗粉…………………………………………少々
- だし汁……………………………15g（大さじ1）
- 油*………………………………………………少々

*高オレイン酸タイプの油がおすすめ

〈付け合わせ〉
- ミニトマト…………………………20g（2個）
- しょうが………………………………………5g
- 梅酢………………………………2g（小さじ½）

**作り方**
1. うなぎを炙り、しょうゆ（分量外）を塗る。
2. ボウルに卵を割りほぐし、しょうゆとだしで溶いた片栗粉を加えてよく混ぜる。
3. 卵焼き器を温めて油を敷き、②を流し入れ、①を芯にして巻き、食べやすい大きさに切る。
4. しょうがはせん切りにし、梅酢につける。
5. 器に③を盛り、④・ミニトマトを添える。

## 給食 09 | 7月18日 | Wed | 病院・昼食
# 銀鮭の照り焼き給食

### 食べものリスト
- 銀鮭の照り焼き
- ひじきと油揚げの煮物
- 大根とツナの和え物
- 絹豆腐の卵とじ

### Dr.江部's MEMO
今回は、総糖質量8.0gで10g以下です。銀鮭、ツナ、豆腐、卵、油揚げ、みな糖質制限優等生食材で頼もしいです。ひじきはカルシウム豊富で100g中に12.9gの糖質ですが、常用量は5gなのでOKです。

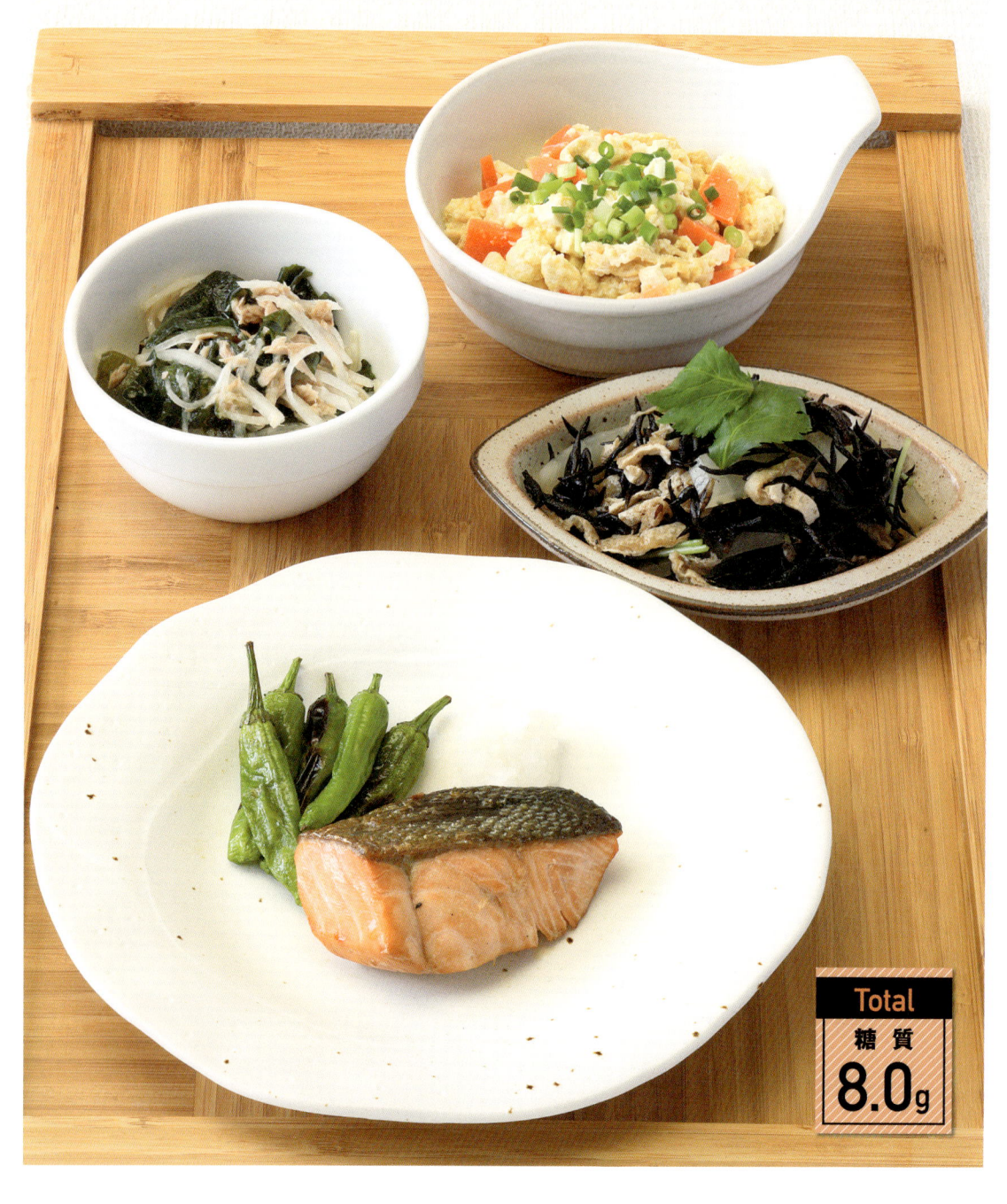

**Total 糖質 8.0g**

Dr. 江部「糖質制限献立」　給食09

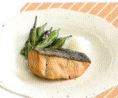

## 銀鮭の照り焼き

**糖質 2.0g / 140kcal**

**材料**（1人分）
- 銀鮭（生）・・・・・・・・・・・・・・・60g（1切れ）
- しょうゆ（こいくち）・・・・・・・・・・・3g（小さじ½）
- 油*・・・・・・・・・・・・・・・・・・少々

*高オレイン酸タイプの油がおすすめ

〈付け合わせ〉
- 大根・・・・・・・・・・・・・・・・・・40g
- ししとう・・・・・・・・・・・・・・・20g（5本）
- しょうゆ（こいくち）・・・・・・・・・・・少々

**作り方**
1. 銀鮭にしょうゆを塗る。
2. フライパンを温めて油を敷き、①を焼く。
3. ②を取り出し、ししとうを焼き、しょうゆをかける。
4. 大根はすりおろす。
5. 器に②を盛り、③・④を添える。

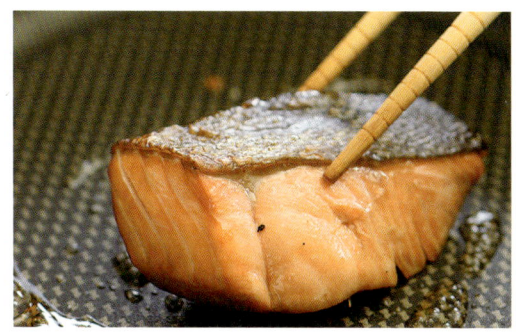

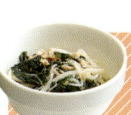

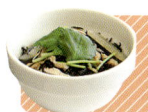

## 大根とツナの和え物

**糖質 1.1g / 90kcal**

**材料**（1人分）
- 大根・・・・・・・・・・・・・・・・・・30g
- カットわかめ・・・・・・・・・・・・・・・2g
- ツナ（缶詰）・・・・・・・・・・・・30g（⅓缶）
- しょうゆ（うすくち）・・・・・・・・・3g（小さじ½）

**作り方**
1. 大根はせん切りにする。
2. カットわかめは水戻しし、水気を切る。
3. ボウルに①・②・ツナ・しょうゆを入れて和える。
4. 器に③を盛る。

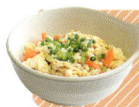

## ひじきと油揚げの煮物

**糖質 1.6g / 32kcal**

**材料**（1人分）
- ひじき（乾燥）・・・・・・・・・・・・・・5g
- 油揚げ・・・・・・・・・・・・・・5g（⅙枚）
- 大根・・・・・・・・・・・・・・・・・・20g
- 三つ葉・・・・・・・・・・・・・・・3g（3本）
- しょうゆ（こいくち）・・・・・・・・・4g（小さじ⅔）
- だし汁・・・・・・・・・・・・・・100cc（½カップ）

**作り方**
1. ひじきは水戻しし、水気を切る。
2. 油揚げは細切り、大根は短冊切りにする。
3. 三つ葉は2cm長さに切る。
4. 鍋に①・②・だし汁・しょうゆを入れて煮る。
5. 器に④を盛り、③を飾る。

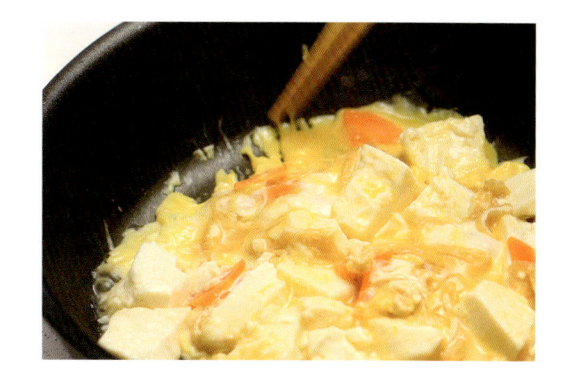

## 絹豆腐の卵とじ

**糖質 3.3g / 181kcal**

**材料**（1人分）
- 絹豆腐・・・・・・・・・・・・・・100g（⅖丁）
- 油揚げ・・・・・・・・・・・・・・10g（⅓枚）
- にんじん・・・・・・・・・・・・・・・・10g
- 葉ねぎ*・・・・・・・・・・・・・・・・少々
- 卵・・・・・・・・・・・・・・・・60g（1個）
- しょうゆ（うすくち）・・・・・・・・・4g（小さじ⅔）
- だし汁・・・・・・・・・・・・・・100cc（½カップ）

*白い部分が少なく緑の部分が多いねぎ

**作り方**
1. 絹豆腐はゆでた後、重石をしてしっかりと水切りする。
2. 油揚げは細切り、にんじんはいちょう切りにする。
3. 葉ねぎは小口切りにする。
4. フライパンに②・だし汁・しょうゆを入れ、にんじんがやわらかくなるまで煮たら、①を崩しながら加えてさらに煮る。
5. ④に溶き卵を回し入れ、火を止める。
6. 器に⑤を盛り、③を散らす。

## 給食 10 | 7月24日 | Tue | 病院・昼食
## 厚揚げとなすの豆板醤炒め給食

### 食べものリスト
- 厚揚げとなすの豆板醤炒め
- 中華スープ
- 大豆のマヨネーズサラダ
- スクランブルエッグ

### Dr.江部's MEMO
私は辛いのは、全く平気なので豆板醤も好きです。ハバネロでも大丈夫です。本日のメインの厚揚げも安くて美味しくて糖質制限優秀食材の一つです。京都は豆腐が美味しいので厚揚げもまた美味しいのです。

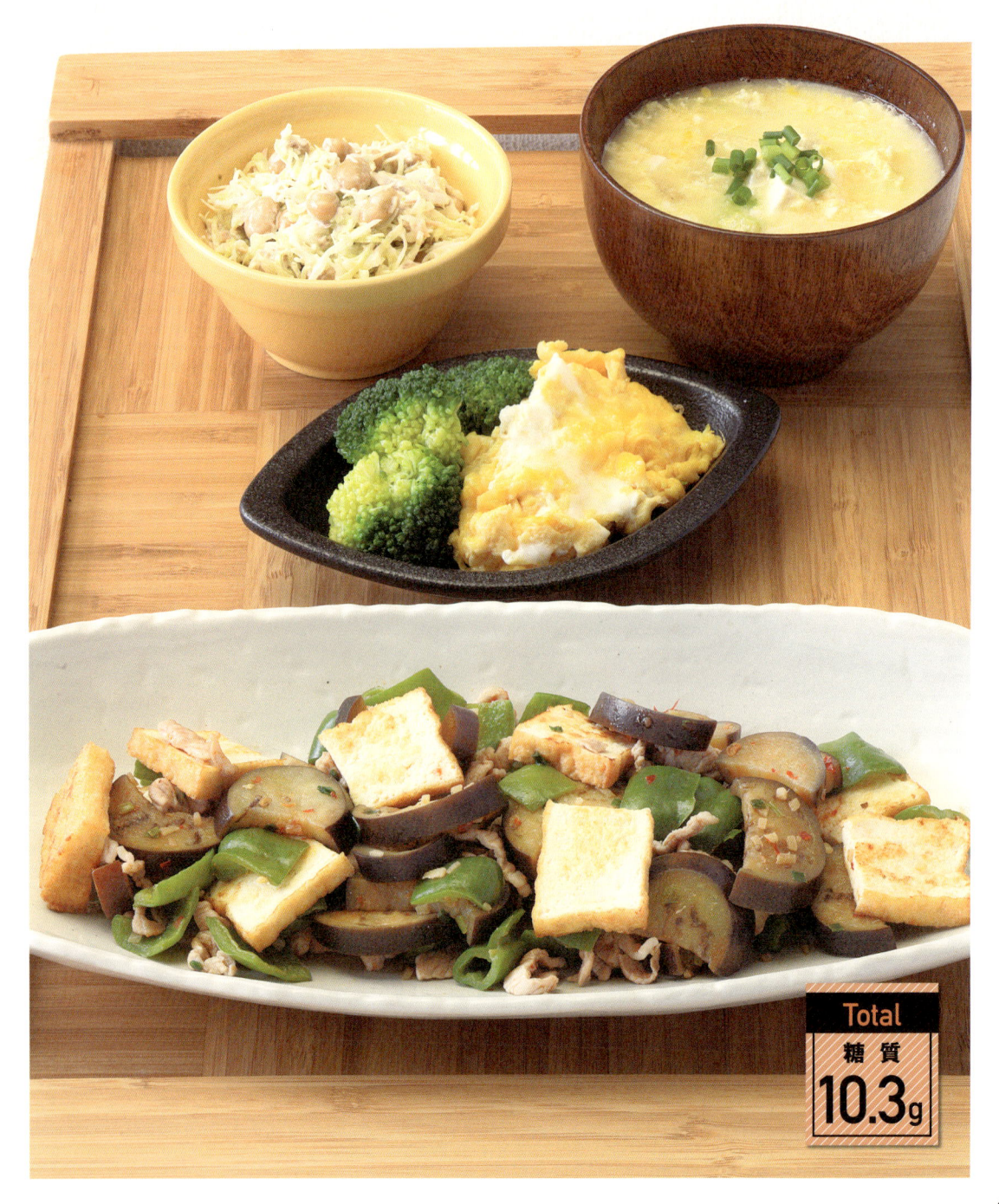

Total 糖質 10.3g

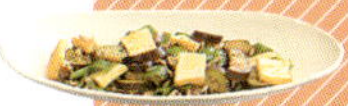

Dr. 江部「糖質制限献立」 給食10

## 厚揚げとなすの豆板醤炒め
糖質 5.1g / 166kcal

**材料**（1人分）
- 厚揚げ……40g
- 豚もも肉（スライス）……40g
- なす……120g（1½本）
- ピーマン……40g（1⅗個）
- 葉ねぎ*¹……3g
- しょうが……3g
- 油*²……2g（小さじ½）
- しょうゆ（こいくち）……6g（小さじ1）
- 豆板醤……少々

*¹白い部分が少なく、緑の部分が多いねぎ
*²高オレイン酸タイプの油がおすすめ

**作り方**
1. 厚揚げは薄切り、豚もも肉は細切り、なすは半月切り、ピーマンはひと口大に切る。
2. 葉ねぎ・しょうがはみじん切りにする。
3. フライパンを温めて油を敷き、②を炒め、香りがでてきたら①を入れて炒め、しょうゆ・豆板醤で味を調える。
4. 器に③を盛る。

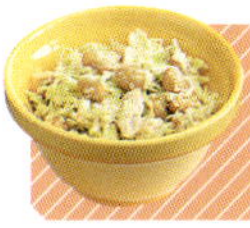

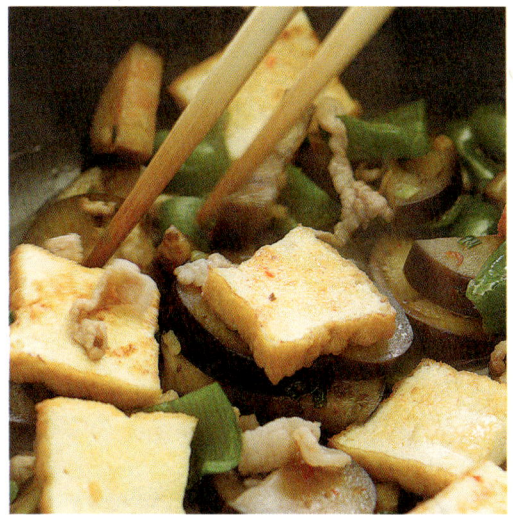

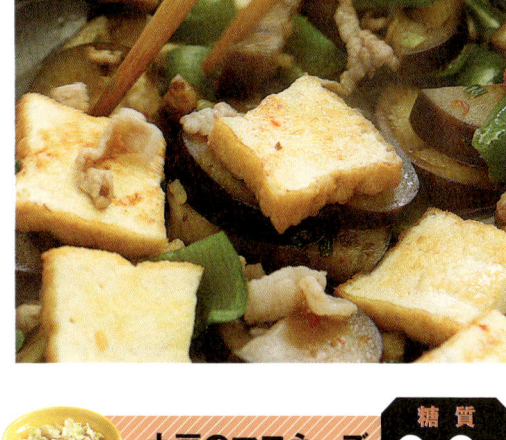

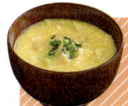

## 大豆のマヨネーズサラダ
糖質 3.3g / 197kcal

**材料**（1人分）
- 大豆（乾燥）……10g
- キャベツ……50g（1枚）
- ツナ（缶詰）……15g（⅕缶）
- マヨネーズ……15g（大さじ1¼）

**作り方**
1. 大豆は水に漬けてから、たっぷりの水（分量外）でやわらかくなるまでゆでる。
2. キャベツはせん切りにする。
3. 器に①・②・ツナを盛り、マヨネーズで和える。

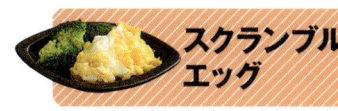

## スクランブルエッグ
糖質 0.5g / 105kcal

**材料**（1人分）
- 卵……60g（1個）
- ブロッコリー……40g（⅛株）
- バター……2g
- 塩……少々

**作り方**
1. ブロッコリーは小房に分け、塩を加えた熱湯でゆでる。
2. フライパンを温めてバターを溶かし、スクランブルエッグを作る。
3. 器に②を盛り、①を添える。

## 中華スープ
糖質 1.4g / 55kcal

**材料**（1人分）
- 白菜……20g（⅕枚）
- 絹豆腐……30g（⅑丁）
- 葉ねぎ*……5g
- 卵……20g（⅓個）
- 中華だし顆粒……2g
- しょうゆ（うすくち）……4g（小さじ⅔）
- 水……160cc

*白い部分が少なく、緑の部分が多いねぎ

**作り方**
1. 白菜は短冊切り、絹豆腐はさいの目切りにする。
2. 葉ねぎは小口切りにする。
3. 鍋に①・②・中華だし顆粒・しょうゆ・水を入れて煮る。
4. ③に溶き卵を回し入れて火を止め、器に盛り、②を散らす。

## 給食 11 | 7月25日 | Wed | 病院・昼食
# 鯖の照り焼き給食

### 食べものリスト
- 鯖の照り焼き
- なすのごま和え
- 納豆
- ひじき・ピーマンの炒め物
- 鶏肉と大根の煮物

### Dr.江部's MEMO
鯖の照り焼き、なすのごまあえ、納豆、ひじき…本日のメニューは学生時代によく通った京大の近くの定食屋さんを懐かしく思い出します。鯖は何と言っても安いし、EPA、DHAが豊富で青魚の王様です。

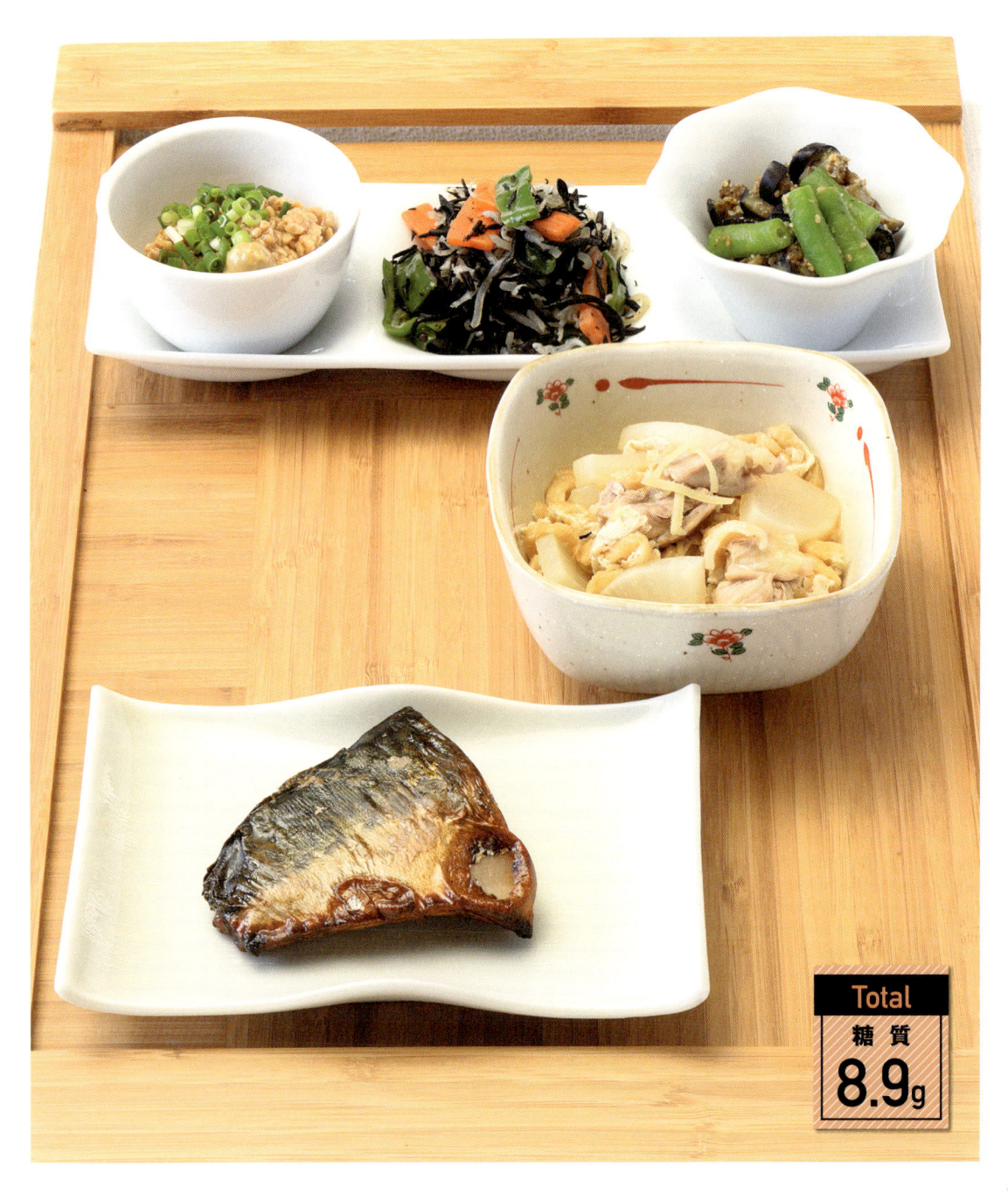

**Total 糖質 8.9g**

# Dr. 江部「糖質制限献立」 給食11

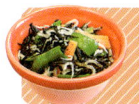

## ひじき・ピーマンの炒め物
**糖質 1.8g / 31kcal**

### 材料（1人分）
- ひじき（乾燥）……………………………………4g
- ピーマン……………………………………10g（2/5個）
- にんじん……………………………………………10g
- しらたき……………………………………………20g
- ちりめんじゃこ……………………………………5g
- 油*………………………………………………少々
- しょうゆ（こいくち）………………………4g（小さじ2/3）

*高オレイン酸タイプの油がおすすめ

### 作り方
1. ひじきは水戻しし、水気を切る。
2. ピーマン・にんじんは短冊切る。
3. しらたきは食べやすい長さに切る。
4. フライパンを温めて油を敷き、②を炒め、にんじんがやわらかくなったら①・③・ちりめんじゃこを加えて炒め、しょうゆで味を調える。
5. 器に④を盛る。

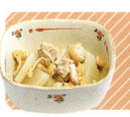

## 鶏肉と大根の煮物
**糖質 2.3g / 230kcal**

### 材料（1人分）
- 鶏もも肉……………………………………………40g
- 大根…………………………………………………50g
- 油揚げ…………………………………………30g（1枚）
- しょうが……………………………………………3g
- しょうゆ（こいくち）……………………5g（小さじ1弱）
- だし汁………………………………200cc（1カップ）

### 作り方
1. 鶏もも肉はひと口大に切り、大根はいちょう切り、油揚げは細切りにする。
2. しょうがはせん切りにする。
3. 鍋に①・だし汁・しょうゆを入れて煮る。
4. 器に③を盛り、②を飾る。

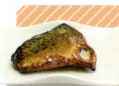

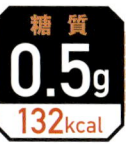

## 鯖の照り焼き
**糖質 0.5g / 132kcal**

### 材料（1人分）
- サバ……………………………………………60g（1切れ）
- しょうゆ（こいくち）………………………3g（小さじ1/2）
- 油*………………………………………………少々

*高オレイン酸タイプの油がおすすめ

### 作り方
1. サバはしょうゆを塗る。
2. フライパンを温めて油を敷き、①を焼く。
3. 器に②を盛る。

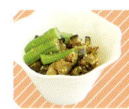

## なすのごま和え
**糖質 1.9g / 20kcal**

### 材料（1人分）
- なす……………………………………………50g（5/8本）
- いんげん……………………………………………10g
- ごま（白）…………………………………1g（小さじ1/3）
- しょうゆ（こいくち）………………………3g（小さじ1/2）

### 作り方
1. なすは半月切り、いんげんは3cm長さに切り、それぞれ熱湯でゆでる。
2. すり鉢にごまを入れてすり、しょうゆを加え①を入れて和える。
3. 器に②を盛る。

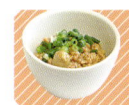

## 納豆
**糖質 2.4g / 82kcal**

### 材料（1人分）
- 納豆（ひきわり）…………………………………40g
- 葉ねぎ*………………………………………………3g
- しょうゆ（こいくち）………………………3g（小さじ1/2）
- 練り辛子…………………………………………少々

*白い部分が少なく、緑の部分が多いねぎ

### 作り方
1. 葉ねぎは小口切りにする。
2. 器に納豆を盛り、①・練り辛子をのせ、しょうゆをかける。

## 給食 12 | 7月26日 Thu | 病院・昼食
# ハンバーグのブロッコリー添え給食

### 食べものリスト
- ハンバーグのブロッコリー添え
- にんじんと油揚げの味噌汁
- 厚揚げとゴーヤのカレー炒め
- なすのそぼろ煮

### Dr.江部's MEMO
ハンバーグも好物の一つです。レストランによってはつなぎのパン粉をたっぷり使って原価を抑えようというけしからん店もあるので注意が必要です。ブロッコリーはビタミンC・K・Eなどが豊富で好ましいです。

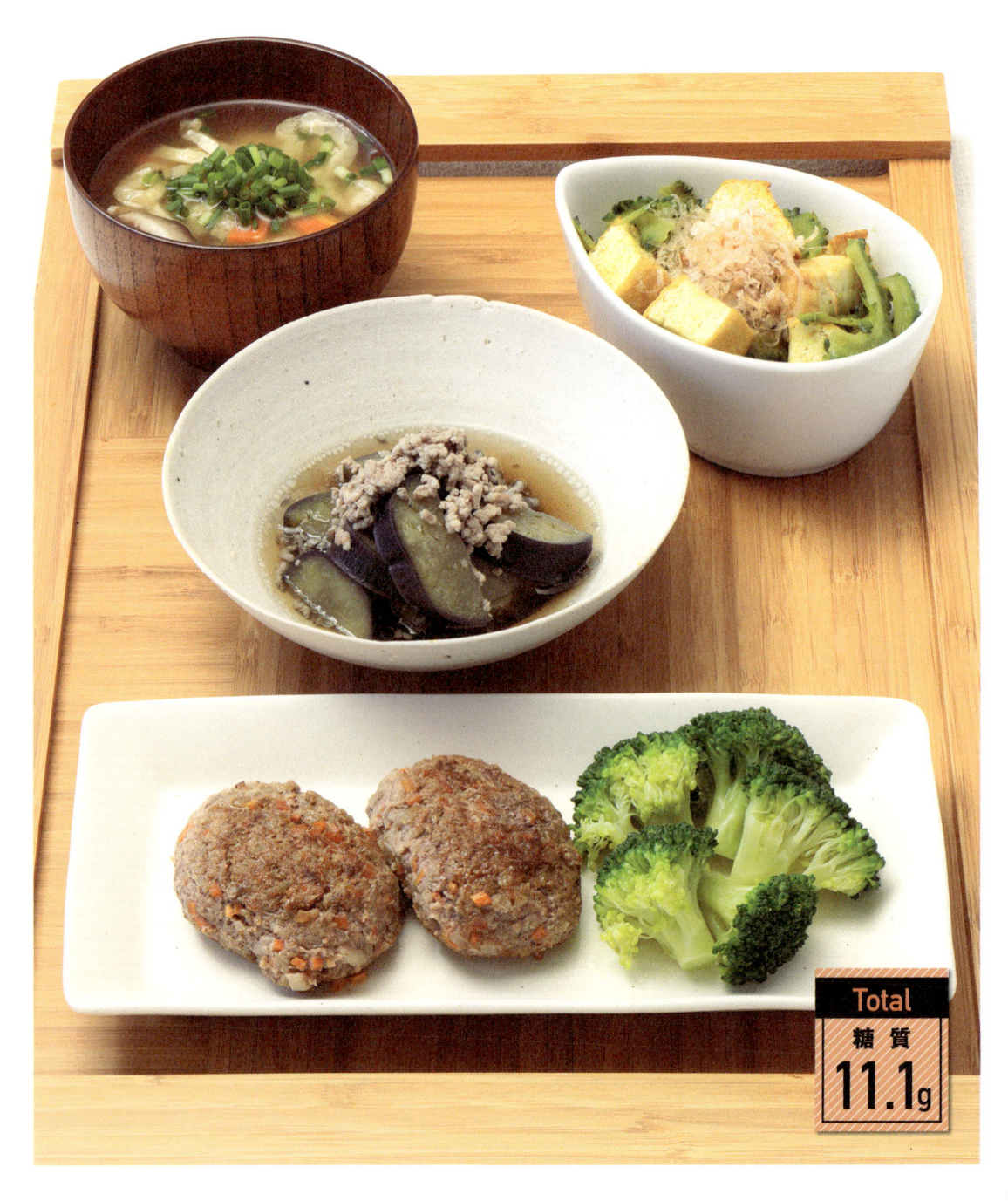

**Total 糖質 11.1g**

Dr. 江部「糖質制限献立」 給食12

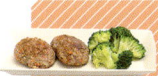

## ハンバーグのブロッコリー添え
糖質 6.1g / 235kcal

**材料**（1人分）
合びき肉・・・・・・80g
たまねぎ・・・・・・50g（¼個）
にんじん・・・・・・20g
卵・・・・・・少々
牛乳・・・・・・5g（小さじ1）
塩・・・・・・少々
油*・・・・・・少々
＊高オレイン酸タイプの油がおすすめ

〈付け合わせ〉
ブロッコリー・・・・・・50g（⅙株）
しょうゆ（こいくち）・・・・・・2g（小さじ⅓）

**作り方**
① たまねぎ・にんじんはみじん切りにする。
② ボウルに①・合びき肉・卵・牛乳・塩を入れてよく混ぜ、小判形に成形する。
③ フライパンを温めて油を敷き、②を焼く。
④ ブロッコリーは小房に分け、塩（分量外）を入れた熱湯でゆで、冷水に取り、しょうゆで和える。
⑤ 器に③を盛り、④を添える。

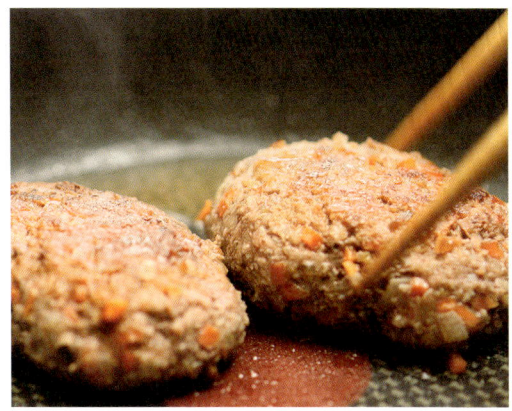

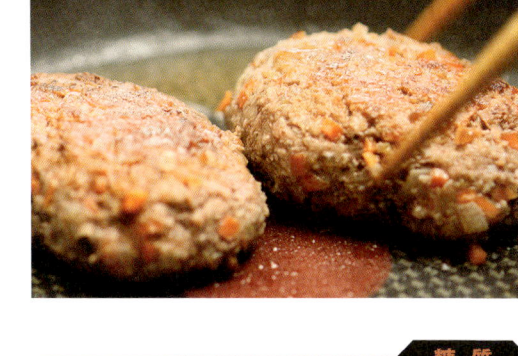

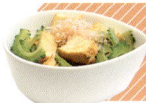

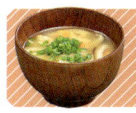

## 厚揚げとゴーヤのカレー炒め
糖質 1.5g / 102kcal

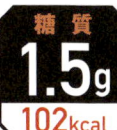

**材料**（1人分）
厚揚げ・・・・・・50g
ゴーヤ・・・・・・100g（⅝本）
しょうゆ（こいくち）・・・・・・3g（小さじ½）
カレー粉・・・・・・少々
かつお節（糸削り）・・・・・・少々
ごま油・・・・・・少々

**作り方**
① 厚揚げはひと口大に切る。
② ゴーヤは縦半分に切り、中綿と種をとってから薄くスライスし、塩（分量外）でもみ、水洗いする。
③ フライパンを温めてごま油を敷き、①・②を炒め、しょうゆ・カレー粉で味を調える。
④ 器に③を盛り、かつお節を飾る。

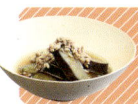

## にんじんと油揚げの味噌汁
糖質 1.4g / 36kcal

**材料**（1人分）
にんじん・・・・・・10g
油揚げ・・・・・・7g（⅓枚）
干ししいたけ・・・・・・0.5g（⅙枚）
葉ねぎ*・・・・・・3g
塩・・・・・・少々
しょうゆ（うすくち）・・・・・・6g（小さじ1）
だし汁・・・・・・160cc
＊白い部分が少なく、緑の部分が多いねぎ

**作り方**
① にんじんは短冊切り、油揚げは細切りにする。
② 干ししいたけは水戻しし、スライスする。
③ 葉ねぎは小口切りにする。
④ 鍋に①・②・塩・しょうゆ・だし汁を入れて煮る。
⑤ 器に④を盛り、③を散らす。

## なすのそぼろ煮
糖質 2.1g / 81kcal

**材料**（1人分）
なす・・・・・・70g（1本弱）
豚ひき肉・・・・・・30g
しょうゆ（こいくち）・・・・・・2g（小さじ⅓）
だし汁・・・・・・200cc（1カップ）
しょうが・・・・・・2g

**作り方**
① なすは半月切りに切る。しょうがはすりおろす。
② 鍋にだし汁を入れてひと煮立ちさせ、豚ひき肉をほぐしながら加え、①・しょうゆを入れて煮る。
③ 器に②を盛る。

# 食材の糖質量リスト

〈高雄病院提供〉

主な食品の日ごろ食べる1食当たり（＝可食常用量）の糖質量と、熱量（カロリー）をリストにしました。
（備考欄の「小」は小さじ、「大」は大さじ、「C」はカップです。）

| 食品名 | 常用量(g) | 糖質量(g) | 熱量(kcal) | 目安 | 100g当り糖質量 | 備考 |
|---|---|---|---|---|---|---|
| ▶ 米・ご飯 | | | | | | |
| 玄米 | 170 | 120.4 | 595 | 炊飯器用カップ1 | 70.8 | |
| 精白米 | 170 | 130.2 | 605 | 炊飯器用カップ1 | 76.6 | |
| 胚芽精米 | 170 | 125.8 | 602 | 炊飯器用カップ1 | 74.0 | |
| 玄米ごはん | 150 | 51.3 | 248 | 1膳 | 34.2 | |
| 精白米ごはん | 150 | 55.2 | 252 | 1膳 | 36.8 | |
| 胚芽米ごはん | 150 | 53.4 | 251 | 1膳 | 35.6 | |
| 全粥（精白米） | 220 | 34.3 | 156 | 1膳 | 15.6 | |
| 五分粥（精白米） | 220 | 17.2 | 79 | 1膳 | 7.8 | |
| 重湯（精白米） | 200 | 9.4 | 42 | 1膳 | 4.7 | |
| 玄米全粥 | 220 | 32.1 | 154 | 1膳 | 14.6 | |
| もち | 50 | 24.8 | 118 | 切り餅1個 | 49.5 | |
| 赤飯 | 120 | 48.8 | 227 | 茶碗1杯 | 40.7 | |
| きりたんぽ | 90 | 41.2 | 189 | 1本 | 45.8 | |
| ▶ パン・麺 | | | | | | |
| ビーフン | 70 | 55.3 | 264 | 1人分 | 79.0 | |
| 食パン | 60 | 26.6 | 158 | 6枚切1枚 | 44.4 | 1斤＝約360g～400g |
| フランスパン | 30 | 16.4 | 84 | 1切れ | 54.8 | 1本＝250g |
| ライ麦パン | 30 | 14.1 | 79 | 厚さ1cm1枚 | 47.1 | ライ麦50% |
| ぶどうパン | 60 | 29.3 | 161 | 1個 | 48.9 | |
| ロールパン | 30 | 14.0 | 95 | 1個 | 46.6 | バターロール |
| クロワッサン | 30 | 12.6 | 134 | 1個 | 42.1 | |
| イングリッシュマフィン | 60 | 23.8 | 137 | 1個 | 39.6 | |
| ナン | 80 | 36.5 | 210 | 1個 | 45.6 | |
| うどん（ゆで） | 250 | 52.0 | 263 | 1玉 | 20.8 | |
| そうめん | 50 | 35.1 | 178 | 1束 | 70.2 | |
| 中華めん（生） | 130 | 69.7 | 365 | 1玉 | 53.6 | ゆでて230g |
| 中華めん（蒸し） | 170 | 62.1 | 337 | 1玉 | 36.5 | |
| そば（ゆで） | 170 | 40.8 | 224 | 1玉 | 24.0 | 小麦粉65% |
| マカロニ（乾） | 10 | 7.0 | 38 | サラダ1食分 | 69.5 | |
| スパゲティ（乾） | 80 | 55.6 | 302 | 1人分 | 69.5 | |
| ▶ 粉・粉製品 | | | | | | |
| ぎょうざの皮 | 6 | 3.3 | 17 | 1枚 | 54.8 | |
| しゅうまいの皮 | 3 | 1.7 | 9 | 1枚 | 56.7 | |
| コーンフレーク | 25 | 20.3 | 95 | 1人分 | 81.2 | |
| そば粉 | 50 | 32.7 | 181 | | 65.3 | 1C=120g |
| 小麦粉（薄力粉） | 9 | 6.6 | 33 | 大匙1 | 73.4 | 小1=3g・1C=110g |
| 生麩 | 7 | 1.8 | 11 | 手まり麩1個 | 25.7 | |
| 麩 | 5 | 2.7 | 19 | 小町麩12個 | 53.2 | |
| パン粉（乾） | 3 | 1.8 | 11 | フライ用衣 | 59.4 | 小1=1・大1=3・1C=40g |
| 上新粉 | 3 | 2.3 | 11 | 小1 | 77.9 | 大1=9・1C=130g |
| 白玉粉 | 9 | 7.2 | 33 | 大匙1 | 79.5 | 1C=120g |
| 道明寺粉 | 12 | 9.6 | 45 | 大匙1 | 79.7 | 1C=160g |
| ▶ いも・でんぷん類 | | | | | | |
| きくいも | 50 | 6.6 | 18 | | 13.1 | |
| こんにゃく | 50 | 0.1 | 3 | おでん1食分 | 0.1 | 1丁約250g |
| さつまいも | 60 | 17.5 | 79 | 1/3～1/4個 | 29.2 | 廃棄10%　1個＝約250g |

巻末附録　食材の糖質量リスト

| 食品名 | 常用量(g) | 糖質量(g) | 熱量(kcal) | 目安 | 100g当り糖質量 | 備考 |
|---|---|---|---|---|---|---|
| 里芋 | 50 | 5.4 | 29 | 中1個約60g | 10.8 | 廃棄15% |
| じゃが芋 | 60 | 9.8 | 46 | ½個 | 16.3 | 廃棄10% 1個=約130g〜150g |
| フライドポテト | 50 | 14.7 | 119 |  | 29.3 |  |
| 長芋 | 50 | 6.5 | 33 | ⅑個 | 12.9 | 廃棄10%　1本=500g |
| やまといも | 50 | 12.3 | 62 |  | 24.6 | 廃棄10% |
| じねんじょ | 50 | 12.4 | 61 |  | 24.7 | 廃棄20% |
| くず粉 | 20 | 17.1 | 69 |  | 85.6 | 1C=120g |
| 片栗粉（じゃが芋でん粉） | 3 | 2.4 | 10 | 小1=3g | 81.6 | 大1=9g・1C=130g |
| コーンスターチ | 2 | 1.7 | 7 | 小1=2g | 86.3 | 大1=6g・1C=100g |
| くずきり（乾） | 15 | 13.0 | 53 | 鍋1食分 | 86.8 |  |
| 緑豆春雨 | 10 | 8.1 | 35 | 和え物1食分 | 80.9 |  |
| 春雨 | 10 | 8.3 | 34 | 和え物1食分 | 83.1 |  |

▶ 豆・大豆製品

| 食品名 | 常用量(g) | 糖質量(g) | 熱量(kcal) | 目安 | 100g当り糖質量 | 備考 |
|---|---|---|---|---|---|---|
| 小豆（乾） | 10 | 4.1 | 34 |  | 40.9 | 1C=160g |
| いんげんまめ（乾） | 10 | 3.9 | 33 |  | 38.5 | 1C=160g |
| えんどう（ゆで） | 30 | 5.3 | 44 |  | 17.5 | 1C=130g |
| そらまめ（乾） | 20 | 9.3 | 70 |  | 46.6 |  |
| 大豆（乾） | 10 | 1.1 | 42 | 38個 | 11.1 | 1C=150g 黒豆を含む |
| 大豆（ゆで） | 50 | 1.4 | 90 |  | 2.7 |  |
| きな粉（脱皮大豆） | 5 | 0.8 | 22 | 大1=5g | 16.1 | 小1=2g |
| 木綿豆腐 | 135 | 1.6 | 97 | ½丁 | 1.2 | 1丁=270g |
| 絹ごし豆腐 | 135 | 2.3 | 76 | ½丁 | 1.7 | 1丁=270g |
| 焼豆腐 | 50 | 0.3 | 44 | ⅓〜⅕丁 | 0.5 | 1丁=150〜250g |
| 生揚げ（厚揚げ） | 135 | 0.3 | 203 | 大1個 | 0.2 |  |
| 油揚げ | 30 | 0.4 | 116 | 1枚 | 1.4 |  |
| がんもどき | 95 | 0.2 | 217 | 1個 | 0.2 |  |
| 高野豆腐 | 20 | 0.8 | 106 | 1個 | 3.9 |  |
| 糸引き納豆 | 50 | 2.7 | 100 | 1パック | 5.4 |  |
| 挽きわり納豆 | 50 | 2.3 | 97 | 1パック | 4.6 |  |
| おから | 40 | 0.9 | 44 | 卯の花1人分 | 2.3 |  |
| 無調整豆乳 | 210 | 6.1 | 97 | 1本 | 2.9 | 1C=210g |
| 生湯葉 | 30 | 1.0 | 69 |  | 3.3 |  |
| 干し湯葉 | 5 | 0.3 | 26 | 汁物1人分 | 5.6 | 干しゆば1枚=5g |
| テンペ | 20 | 1.0 | 40 | ⅕枚分 | 5.2 | 1枚 |

▶ 種実類

| 食品名 | 常用量(g) | 糖質量(g) | 熱量(kcal) | 目安 | 100g当り糖質量 | 備考 |
|---|---|---|---|---|---|---|
| アーモンド（乾） | 50 | 4.7 | 299 | 35粒 | 9.3 | 10粒=約15g |
| アーモンド（フライ、味付） | 50 | 5.2 | 303 | 35粒 | 10.4 | 10粒=約15g |
| カシューナッツ（フライ、味付） | 30 | 6.0 | 173 | 20粒 | 20.0 | 10粒=約15g |
| かぼちゃ（いり、味付） | 50 | 2.4 | 287 |  | 4.7 |  |
| ぎんなん（生） | 15 | 5.5 | 28 | 10粒 | 36.7 | 廃棄25%　殻付き2g |
| ぎんなん（ゆで） | 10 | 3.2 | 17 |  | 32.3 |  |
| くり（生） | 20 | 6.5 | 33 | 1個 | 32.7 | 廃棄30% 殻付き1個=約30g |
| くるみ（いり） | 6 | 0.3 | 40 | 1個 | 4.2 | 1個=約6g |
| ココナッツミルク | 50 | 1.3 | 75 | ¼C | 2.6 |  |
| ごま（乾） | 3 | 0.2 | 17 | 小1 | 7.6 | 小1=3g・大1=9g・1C=120g |
| ごま（いり） | 3 | 0.2 | 18 | 小1 | 5.9 |  |
| ピスタチオ（いり、味付） | 40 | 4.7 | 246 | 40粒 | 11.7 | 廃棄45% 殻付き1個=2g |
| ひまわり（フライ、味付） | 40 | 4.1 | 244 |  | 10.3 |  |
| ヘーゼルナッツ（フライ、味付） | 40 | 2.6 | 274 |  | 6.5 |  |
| マカダミアナッツ（いり、味付） | 50 | 3.0 | 360 |  | 6.0 |  |
| まつ（いり） | 40 | 0.5 | 276 |  | 1.2 | 小1=3g |
| らっかせい（いり） | 40 | 5.0 | 234 | 30粒 | 12.4 | 廃棄27%　殻付き1個=2g |
| バターピーナッツ | 40 | 4.5 | 237 | 40粒 | 11.3 |  |
| ピーナッツバター | 17 | 2.4 | 109 |  | 14.4 | 大1=17g |

89

| 食品名 | 常用量(g) | 糖質量(g) | 熱量(kcal) | 目安 | 100g当り糖質量 | 備考 |
|---|---|---|---|---|---|---|
| ▶ 野菜類 | | | | | | |
| あさつき | 5 | 0.1 | 2 | 薬味1人分 | 2.3 | 5本=15g |
| あしたば | 10 | 0.1 | 3 | 1茎 | 1.1 | |
| グリーンアスパラ | 30 | 0.6 | 7 | 太1本 | 2.1 | |
| ホワイトアスパラ（水煮缶詰） | 15 | 0.4 | 3 | 1本 | 2.6 | |
| さやいんげん（三度豆） | 50 | 1.4 | 12 | お浸し1食分 | 2.7 | |
| うど | 20 | 0.6 | 4 | 吸い物1食分 | 2.9 | 廃棄35%　中1本＝約200g |
| えだまめ | 50 | 1.9 | 68 | 1食分 | 3.8 | 廃棄45%　さや付き90g |
| さやえんどう（きぬさや） | 20 | 0.9 | 7 | 付け合わせ | 4.5 | 廃棄9%　1さや＝3g |
| スナップえんどう | 50 | 3.7 | 22 | 付け合わせ | 7.4 | 1本=10g |
| グリンピース（えんどう豆生） | 5 | 0.4 | 5 | 10粒 | 7.6 | |
| おかひじき | 60 | 0.5 | 10 | 1食分 | 0.9 | みるな |
| オクラ | 20 | 0.3 | 6 | 2本 | 1.6 | 廃棄15%　1本=15g |
| かぶ　葉 | 80 | 0.8 | 16 | 3株分 | 1.0 | 廃棄30%　1株=40g |
| かぶ　根 | 50 | 1.6 | 10 | 小1個分 | 3.1 | 廃棄9%　中1個=60g |
| 西洋かぼちゃ | 50 | 8.6 | 46 | 5cm角1個 | 17.1 | 廃棄10%　1個=1~1.5kg |
| からしな | 35 | 0.4 | 9 | 1株=35g | 1.0 | 葉がらし |
| カリフラワー | 80 | 1.8 | 22 | サラダ1食分 | 2.3 | 廃棄50%　1個=350~500g |
| 干ぴょう（乾） | 3 | 1.1 | 8 | | 37.8 | 巻き寿司1本分 |
| キャベツ | 50 | 1.7 | 12 | 中葉1枚 | 3.4 | 廃棄15%　中1個=約1kg |
| きゅうり | 50 | 1.0 | 7 | ½本 | 1.9 | 中1本=100g |
| くわい | 20 | 4.8 | 25 | 1個 | 24.2 | 廃棄20% |
| ごぼう | 60 | 5.8 | 39 | ⅓本 | 9.7 | 廃棄10%　中1本=200g |
| 小松菜 | 80 | 0.4 | 11 | お浸し1人分 | 0.5 | 廃棄15% |
| ししとうがらし | 4 | 0.1 | 1 | 1本 | 2.1 | 廃棄10% |
| しそ | 1 | 0.0 | 0 | 1枚 | 0.2 | 青しそ・赤しそ |
| 春菊 | 15 | 0.1 | 3 | 1本 | 0.7 | |
| じゅんさい（水煮びん詰） | 5 | 0.0 | 0 | 吸い物1人分 | 0.0 | |
| しょうが | 20 | 0.9 | 6 | 1かけら | 4.5 | 廃棄20%　1個=25g |
| しょうが甘酢漬け | 5 | 0.5 | 3 | 付け合せ | 10.5 | |
| しろうり | 110 | 2.3 | 17 | ½個 | 2.1 | 廃棄25%　中1個=約300g |
| ずいき | 80 | 2.0 | 13 | 煮物1食分 | 2.5 | 廃棄30%　1本=50g |
| ズッキーニ | 100 | 1.5 | 14 | ½本 | 1.5 | 1本210g |
| せり | 15 | 0.1 | 3 | 1株 | 0.8 | 廃棄30%　1株=20g |
| セロリー | 50 | 0.9 | 8 | ½本 | 1.7 | 廃棄35%　1本=150g |
| ゆでぜんまい | 50 | 0.3 | 11 | 煮物1食分 | 0.6 | |
| そらまめ（未熟豆） | 20 | 2.6 | 22 | 1さや分 | 12.9 | 廃棄25%　1さや=30g |
| かいわれ大根 | 5 | 0.1 | 1 | 1食分 | 1.4 | |
| 大根葉 | 30 | 0.4 | 8 | | 1.3 | 廃棄20%　葉のみ40g |
| 大根 | 100 | 2.7 | 18 | 煮物1食分 | 2.7 | 廃棄10%　中1本=800g~1kg |
| 切干大根 | 10 | 4.7 | 28 | 煮物1食分 | 46.8 | |
| ゆでたけのこ | 50 | 1.1 | 15 | 煮物1食分 | 2.2 | |
| たまねぎ | 100 | 7.2 | 37 | 煮物1食分 | 7.2 | 中1個=200g |
| たらのめ | 30 | 0.0 | 8 | 4個 | 0.1 | 廃棄30%　1個=10g |
| チンゲンサイ | 100 | 0.8 | 9 | 1株 | 0.8 | 廃棄15%　1株120g |
| 冬瓜 | 100 | 2.5 | 16 | 煮物1食分 | 2.5 | 廃棄30%　1個=約2~3kg |
| とうもろこし | 90 | 12.4 | 83 | ½本 | 13.8 | 廃棄50%　1本=350g |
| トマト | 150 | 5.6 | 29 | 中1個 | 3.7 | |
| ミニトマト | 10 | 0.6 | 3 | 1個 | 5.8 | |
| トマト（ホール缶） | 100 | 3.1 | 20 | | 3.1 | 固形量 |
| トマトジュース | 180 | 5.9 | 31 | コップ1杯 | 3.3 | |
| なす | 80 | 2.3 | 18 | 煮物1食分 | 2.9 | 廃棄10%　1本=90g |
| なばな（菜の花） | 50 | 0.8 | 17 | 和え物1食分 | 1.6 | |
| にがうり | 60 | 0.8 | 10 | ½本 | 1.3 | 廃棄15%　1本=130g |
| にら | 100 | 1.3 | 21 | 1束 | 1.3 | |
| にんじん | 30 | 1.9 | 11 | 煮物1食分 | 6.4 | 中1本=150g |

## 巻末附録 食材の糖質量リスト

| 食品名 | 常用量(g) | 糖質量(g) | 熱量(kcal) | 目安 | 100g当り糖質量 | 備考 |
|---|---|---|---|---|---|---|
| 金時にんじん | 30 | 1.7 | 13 | 煮物1食分 | 5.7 | 中1本＝150g |
| にんにく | 7 | 1.4 | 9 | 1かけ | 20.6 | 廃棄8%　1個＝55g |
| にんにくの芽 | 50 | 3.4 | 23 | ½束 | 6.8 | |
| 白ねぎ | 50 | 2.5 | 14 | 煮物1食分 | 5.0 | 廃棄40%　1本＝150g　白葱 |
| 葉ねぎ | 5 | 0.2 | 2 | 薬味1食分 | 4.1 | |
| はくさい | 100 | 1.9 | 14 | 葉中1枚 | 1.9 | |
| パセリ | 3 | 0.0 | 1 | みじん切大さじ1 | 1.4 | 廃棄10%　1本＝5g |
| ピーマン | 25 | 0.7 | 6 | 1個 | 2.8 | 廃棄15%　1個＝30g |
| 赤ピーマン | 70 | 3.9 | 21 | ½個 | 5.6 | 廃棄10%　1個＝150g |
| 黄ピーマン | 70 | 3.7 | 19 | ½個 | 5.3 | 廃棄10%　1個＝150g |
| ふき | 40 | 0.7 | 4 | 1本 | 1.7 | 廃棄40%　1本＝60g |
| ブロッコリー | 50 | 0.4 | 17 | 付け合せ1食分 | 0.8 | 廃棄50%　1株300g |
| ほうれん草 | 80 | 0.2 | 16 | お浸し1食分 | 0.3 | 廃棄10% |
| みつば | 5 | 0.1 | 1 | 5本 | 1.2 | 1本＝1g |
| みょうが | 10 | 0.1 | 1 | 1個 | 0.5 | |
| もやし | 40 | 0.5 | 6 | 付け合せ1食分 | 1.3 | |
| だいずもやし | 40 | 0.0 | 15 | 付け合せ1食分 | 0.0 | |
| モロヘイヤ | 60 | 0.2 | 23 | お浸し1食分 | 0.4 | |
| ゆりね | 10 | 2.3 | 13 | 1かけら | 22.9 | 廃棄10%　1個＝70g |
| レタス | 20 | 0.3 | 2 | 付け合せ1食分 | 1.7 | |
| サラダ菜 | 10 | 0.0 | 1 | 大1枚 | 0.4 | 廃棄10% |
| サニーレタス | 20 | 0.2 | 3 | 1枚 | 1.2 | |
| れんこん | 30 | 4.1 | 20 | 煮物1食分 | 13.5 | 廃棄20%　1節250g |
| わけぎ | 50 | 2.3 | 15 | ぬた1食分 | 4.6 | 1本＝10g |
| わらび | 50 | 0.2 | 11 | 煮物1食分 | 0.4 | 1本＝10〜15g |

### ▶ 漬物

| 食品名 | 常用量(g) | 糖質量(g) | 熱量(kcal) | 目安 | 100g当り糖質量 | 備考 |
|---|---|---|---|---|---|---|
| 梅干 | 10 | 1.9 | 10 | 1個 | 18.6 | |
| ザーサイ（漬物） | 10 | 0.0 | 2 | 小皿1皿 | 0.0 | |
| たくあん | 20 | 2.3 | 13 | 2切れ | 11.7 | |
| 守口漬 | 20 | 8.2 | 37 | 2切れ | 41.0 | |
| べったら漬 | 20 | 2.4 | 11 | 2切れ | 12.2 | |
| たかな漬 | 20 | 0.4 | 7 | 小皿1皿 | 1.8 | |
| 野沢菜漬 | 20 | 0.5 | 5 | 小皿1皿 | 2.3 | |
| キムチ | 20 | 1.0 | 9 | 小皿1皿 | 5.2 | |

### ▶ くだもの類

| 食品名 | 常用量(g) | 糖質量(g) | 熱量(kcal) | 目安 | 100g当り糖質量 | 備考 |
|---|---|---|---|---|---|---|
| アボガド | 80 | 0.7 | 150 | ½個 | 0.9 | 廃棄30%　1個＝230g |
| いちご | 75 | 5.3 | 26 | 5粒 | 7.1 | 1粒＝15g |
| いちじく | 50 | 6.2 | 27 | 1個 | 12.4 | 廃棄15%　1個＝60g |
| いよかん | 60 | 6.4 | 28 | ⅓個 | 10.7 | 廃棄40%　1個＝約300g |
| うんしゅうみかん | 70 | 7.8 | 32 | 1個 | 11.0 | 廃棄20%　1個＝90g |
| ネーブル | 65 | 7.0 | 30 | ½個 | 10.8 | 廃棄35%　1個＝200g |
| 柿 | 100 | 14.3 | 60 | ½個 | 14.3 | 廃棄9%　1個＝220g |
| かぼす果汁 | 5 | 0.4 | 1 | 小匙1杯 | 8.4 | 大1＝15g |
| キウイフルーツ | 120 | 13.2 | 64 | 1個 | 11.0 | 廃棄15%　1個＝150g |
| きんかん | 10 | 1.3 | 7 | 1個 | 12.9 | |
| グレープフルーツ | 160 | 14.4 | 61 | ½個 | 9.0 | 廃棄30%　1個＝450g |
| さくらんぼ国産 | 60 | 8.4 | 36 | 10個 | 14.0 | 廃棄10%　1個＝7g |
| すいか | 180 | 16.6 | 67 | 1/16個 | 9.2 | 廃棄40%　1個＝約5kg |
| すだち果汁 | 5 | 0.3 | 1 | 小匙1杯 | 6.5 | 大1＝15g |
| 梨 | 120 | 12.5 | 52 | 中½個 | 10.4 | 廃棄15%　1個＝280g |
| 西洋梨 | 120 | 15.0 | 65 | 中½個 | 12.5 | 廃棄15%　1個＝280g |
| なつみかん | 190 | 16.7 | 76 | 中1個 | 8.8 | 廃棄45%　1個＝350g |
| パインアップル | 180 | 21.4 | 92 | ⅙個 | 11.9 | 廃棄45%　1個＝2kg |
| はっさく | 130 | 13.0 | 59 | 中½個 | 10.0 | 廃棄35%　1個＝400g |

| 食品名 | 常用量(g) | 糖質量(g) | 熱量(kcal) | 目安 | 100g当り糖質量 | 備考 |
|---|---|---|---|---|---|---|
| バナナ | 100 | 21.4 | 86 | 1本 | 21.4 | 廃棄40%　1本=160g |
| パパイア | 115 | 8.4 | 44 | 中½個 | 7.3 | 廃棄35%　1個=350g |
| びわ | 30 | 2.7 | 12 | 1個 | 9.0 | 廃棄30%　1個=45g |
| ぶどう | 45 | 6.8 | 27 | ½房 | 15.2 | 廃棄15%　1房=110g |
| メロン | 100 | 9.8 | 42 | ¼個 | 9.9 | 廃棄50%　1個=約800g |
| もも | 170 | 15.1 | 68 | 1個 | 8.9 | 廃棄15%　1個=200g |
| ゆず果汁 | 5 | 0.3 | 1 | 小匙1杯 | 6.6 | 大1=15g |
| ライチー | 30 | 4.7 | 19 | 1個 | 15.5 | 廃棄30%　1個=40g |
| ライム果汁 | 5 | 0.5 | 1 | 小匙1杯 | 9.1 | 大1=15g |
| りんご | 100 | 13.1 | 54 | ½個 | 13.1 | 廃棄15%　1個=250g |
| レモン | 60 | 4.6 | 32 | ½個 | 7.6 | 1個=120g |
| レモン果汁 | 5 | 0.4 | 1 | 小匙1杯 | 8.6 | 大1=15g |

### ▶ きのこ類

| 食品名 | 常用量(g) | 糖質量(g) | 熱量(kcal) | 目安 | 100g当り糖質量 | 備考 |
|---|---|---|---|---|---|---|
| えのき | 20 | 0.7 | 4 | 汁物1食分 | 3.7 | |
| きくらげ（乾） | 1 | 0.1 | 2 | 1個 | 13.7 | |
| 生しいたけ | 14 | 0.2 | 3 | 1枚 | 1.4 | 1個=15g |
| 干ししいたけ | 3 | 0.7 | 5 | 1枚 | 22.4 | |
| しめじ | 20 | 0.2 | 3 | 汁物1食分 | 1.1 | |
| なめこ | 10 | 0.2 | 2 | 汁物1食分 | 1.9 | |
| エリンギ | 20 | 0.6 | 5 | 1本 | 3.1 | |
| ひらたけ | 10 | 0.4 | 2 | 1枚 | 3.6 | |
| まいたけ | 20 | 0.0 | 3 | 汁物1食分 | 0.0 | |
| マッシュルーム | 15 | 0.0 | 2 | 1個 | 0.0 | |
| マッシュルーム水煮缶詰 | 10 | 0.0 | 1 | 1個 | 0.1 | |
| まつたけ | 30 | 1.1 | 7 | 中1本 | 3.5 | |

### ▶ 海藻類

| 食品名 | 常用量(g) | 糖質量(g) | 熱量(kcal) | 目安 | 100g当り糖質量 | 備考 |
|---|---|---|---|---|---|---|
| あらめ | 10 | 0.8 | 14 | 煮物1食分 | 8.2 | |
| 焼きのり | 3 | 0.2 | 6 | 1枚 | 8.3 | |
| 味付けのり | 3 | 0.5 | 5 | 1束 | 16.6 | |
| ひじき | 10 | 1.3 | 14 | 煮物1食分 | 12.9 | |
| カットわかめ | 2 | 0.1 | 3 | 酢の物1食分 | 6.2 | |
| わかめ（生） | 20 | 0.4 | 3 | 酢の物1食分 | 2.0 | |
| 刻み昆布 | 3 | 0.2 | 3 | 煮物1食分 | 16.6 | |
| とろろこんぶ | 2 | 0.4 | 2 | 1食分 | 22.0 | |
| ところてん | 50 | 0.0 | 1 | 1食分 | 0.0 | |
| 角寒天 | 7 | 0.0 | 11 | 1本 | 0.0 | |
| めかぶ | 50 | 0.0 | 6 | 1食分 | 0.0 | |
| もずく | 50 | 0.0 | 2 | 1食分 | 0.0 | |

### ▶ 乳製品

| 食品名 | 常用量(g) | 糖質量(g) | 熱量(kcal) | 目安 | 100g当り糖質量 | 備考 |
|---|---|---|---|---|---|---|
| 牛乳 | 210 | 10.1 | 141 | 1本 | 4.8 | 小1=5g・大1=15g・1C=210g |
| 低脂肪乳 | 210 | 11.6 | 97 | 1本 | 5.5 | 小1=5g・大1=15g・1C=210g |
| 生クリーム（乳脂肪） | 100 | 3.1 | 433 | ½パック | 3.1 | |
| 生クリーム（植物性脂肪） | 100 | 2.9 | 392 | | 2.9 | |
| コーヒーホワイトナー（液状） | 5 | 0.1 | 12 | 1個 | 5.5 | 植物性脂肪 |
| コーヒーホワイトナー（粉状） | 6 | 3.2 | 34 | 大1 | 60.1 | 植物性脂肪 |
| ヨーグルト全脂無糖 | 100 | 4.9 | 62 | 1食分 | 4.9 | |
| プロセスチーズ | 20 | 0.3 | 68 | 角チーズ厚さ1cm | 1.3 | |
| カテージチーズ | 15 | 0.3 | 16 | 大1 | 1.9 | |
| カマンベールチーズ | 20 | 0.2 | 62 | 1切れ | 0.9 | |
| クリームチーズ | 20 | 0.5 | 69 | 1切れ | 2.3 | |

巻末附録 食材の糖質量リスト

### ▶ 調味料

| 食品名 | 常用量(g) | 糖質量(g) | 熱量(kcal) | 目安 | 100g当り糖質量 | 備考 |
|---|---|---|---|---|---|---|
| ウスターソース | 6 | 1.6 | 7 | 小1 | 26.3 | 大1=18g |
| 中濃ソース | 6 | 1.8 | 8 | 小1 | 29.8 | 大1=18g |
| 濃厚ソース | 6 | 1.8 | 8 | 小1 | 29.9 | 大1=18g |
| 豆板醤 | 10 | 0.4 | 6 | 大½ | 3.6 | |
| 濃口しょうゆ | 6 | 0.6 | 4 | 小1 | 10.1 | 大1=18g |
| 淡口しょうゆ | 6 | 0.5 | 3 | 小1 | 7.8 | 大1=18g |
| たまりしょうゆ | 6 | 1.0 | 7 | 小1 | 15.9 | 大1=18g |
| 固形コンソメ | 5 | 2.1 | 12 | 1食分使用量 | 41.8 | |
| 顆粒風味調味料 | 2 | 0.6 | 4 | 小½杯 | 31.1 | 小1=4g |
| めんつゆストレート | 100 | 8.7 | 44 | 1食分 | 8.7 | |
| かき油(オイスターソース) | 6 | 1.1 | 6 | 小1 | 18.1 | 小=6g・大1=18g |
| トマトピューレ | 5 | 0.4 | 2 | 小1 | 8.1 | 大1=15g |
| トマトペースト | 5 | 0.9 | 4 | 小1 | 17.3 | 大1=15g |
| ケチャップ | 5 | 1.3 | 6 | 小1 | 25.6 | 大1=15g |
| ノンオイル和風ドレッシング | 15 | 2.4 | 12 | 大1 | 15.9 | 小1=5g |
| フレンチドレッシング | 15 | 0.9 | 61 | 大1 | 5.9 | 小1=5g |
| サウザンアイランドドレッシング | 15 | 1.3 | 62 | 大1 | 8.9 | 小1=5g |
| マヨネーズ(全卵型) | 12 | 0.5 | 84 | 大1 | 4.5 | 小1=4g |
| マヨネーズ(卵黄型) | 12 | 0.2 | 80 | 大1 | 1.7 | 小1=4g |
| 甘みそ | 18 | 5.8 | 39 | 大1 | 32.3 | |
| 淡色辛みそ | 18 | 3.1 | 35 | 大1 | 17.0 | |
| 赤色辛みそ | 18 | 3.1 | 33 | 大1 | 17.0 | |
| カレールウ | 25 | 10.3 | 128 | 1人前 | 41.0 | |
| ハヤシルウ | 25 | 11.3 | 128 | 1人前 | 45.0 | |
| 酒かす | 20 | 3.7 | 45 | 1食分 | 18.6 | |
| 穀物酢 | 5 | 0.1 | 1 | 小1 | 2.4 | 大1=15g |
| 米酢 | 5 | 0.4 | 2 | 小1 | 7.4 | 大1=15g |
| ぶどう酢 | 5 | 0.1 | 1 | 小1 | 1.2 | 大1=15g |
| りんご酢 | 5 | 0.1 | 1 | 小1 | 2.4 | 大1=15g |
| みりん | 6 | 2.6 | 14 | 小1 | 43.2 | 大1=18g |

### ▶ 飲みもの

| 食品名 | 常用量(g) | 糖質量(g) | 熱量(kcal) | 目安 | 100g当り糖質量 | 備考 |
|---|---|---|---|---|---|---|
| 清酒 | 180 | 8.1 | 193 | 1合 | 4.5 | |
| ビール | 353 | 10.9 | 141 | 1缶=350㎖ (100㎖:100.8g) | 3.1 | |
| 発泡酒 | 353 | 12.7 | 159 | 1缶=350㎖ (100㎖:100.9g) | 3.6 | |
| ぶどう酒白 | 100 | 2.0 | 73 | ワイングラス1杯 | 2.0 | 1本=720㎖ |
| ぶどう酒赤 | 100 | 1.5 | 73 | ワイングラス1杯 | 1.5 | 1本=720㎖ |
| ぶどう酒ロゼ | 100 | 4.0 | 77 | ワイングラス1杯 | 4.0 | 1本=720㎖ |
| 紹興酒 | 50 | 2.6 | 64 | | 5.1 | |
| 焼酎甲類 | 180 | 0.0 | 371 | 1合 | 0.0 | ホワイトリカー |
| 焼酎乙類 | 180 | 0.0 | 263 | 1合 | 0.0 | 本格焼酎 |
| ウイスキー | 30 | 0.0 | 71 | 1杯 | 0.0 | |
| ブランデー | 30 | 0.0 | 71 | 1杯 | 0.0 | |
| ウオッカ | 30 | 0.0 | 72 | 1杯 | 0.0 | |
| ジン | 30 | 0.0 | 85 | 1杯 | 0.1 | |
| ラム | 30 | 0.0 | 72 | 1杯 | 0.1 | |
| 梅酒 | 30 | 6.2 | 47 | 1杯 | 20.7 | |

### ▶ 肉類

| 食品名 | 常用量(g) | 糖質量(g) | 熱量(kcal) | 目安 | 100g当り糖質量 | 備考 |
|---|---|---|---|---|---|---|
| 牛かた脂身つき | 100 | 0.3 | 286 | | 0.3 | |
| 牛かた赤肉 | 100 | 0.3 | 201 | | 0.3 | |
| 牛かたロース脂身つき | 100 | 0.2 | 411 | | 0.2 | |
| 牛かたロース赤肉 | 100 | 0.2 | 316 | | 0.2 | |
| サーロイン脂身つき | 100 | 0.3 | 498 | | 0.3 | |

| 食品名 | 常用量(g) | 糖質量(g) | 熱量(kcal) | 目安 | 100g当り糖質量 | 備考 |
|---|---|---|---|---|---|---|
| サーロイン赤肉 | 100 | 0.4 | 317 | | 0.4 | |
| 牛ばら脂身つき | 100 | 0.1 | 517 | | 0.1 | |
| 牛もも脂身つき | 100 | 0.5 | 246 | | 0.5 | |
| 牛もも赤肉 | 100 | 0.6 | 191 | | 0.6 | |
| ランプ脂身つき | 100 | 0.4 | 347 | | 0.4 | |
| ランプ赤肉 | 100 | 0.5 | 211 | | 0.5 | |
| 牛ヒレ赤肉 | 100 | 0.3 | 223 | | 0.3 | |
| 牛ひき肉 | 100 | 0.5 | 224 | | 0.5 | |
| 牛舌 | 50 | 0.1 | 135 | | 0.1 | |
| 牛肝臓 | 50 | 1.9 | 66 | | 3.7 | |
| ローストビーフ | 50 | 0.5 | 98 | 2〜3枚 | 0.9 | |
| コンビーフ缶 | 50 | 0.9 | 102 | ½缶 | 1.7 | |
| ビーフジャーキー | 10 | 0.6 | 32 | つまみ1食分 | 6.4 | |
| 豚肩脂身つき | 100 | 0.2 | 216 | | 0.2 | |
| 豚肩赤肉 | 100 | 0.2 | 125 | | 0.2 | |
| 豚肩ロース脂つき | 100 | 0.1 | 253 | | 0.1 | |
| 豚肩ロース赤肉 | 100 | 0.1 | 157 | | 0.1 | |
| 豚ロース脂つき | 100 | 0.2 | 263 | | 0.2 | |
| 豚ロース赤肉 | 100 | 0.3 | 150 | | 0.3 | |
| 豚ばら脂身つき | 100 | 0.1 | 386 | | 0.1 | |
| 豚もも脂身つき | 100 | 0.2 | 183 | | 0.2 | |
| 豚もも赤肉 | 100 | 0.2 | 128 | | 0.2 | |
| 豚ヒレ赤肉 | 100 | 0.2 | 115 | | 0.2 | |
| 豚ひき肉 | 100 | 0.0 | 221 | | 0.0 | |
| 豚舌 | 50 | 0.1 | 111 | | 0.1 | |
| 豚心臓 | 50 | 0.1 | 68 | | 0.1 | |
| 豚肝臓 | 50 | 1.3 | 64 | | 2.5 | |
| 胃ゆで | 50 | 0.0 | 61 | | 0.0 | |
| 小腸ゆで | 50 | 0.0 | 86 | | 0.0 | |
| 大腸ゆで | 50 | 0.0 | 90 | | 0.0 | |
| 豚足 | 50 | 0.0 | 115 | | 0.0 | |
| ボンレスハム | 20 | 0.4 | 24 | 1枚 | 1.8 | |
| ロースハム | 20 | 0.3 | 39 | 1枚 | 1.3 | |
| 生ハム促成 | 10 | 0.1 | 25 | 2枚 | 0.5 | 1枚=5g |
| ベーコン | 20 | 0.1 | 81 | 1切れ | 0.3 | |
| ウィンナー | 20 | 0.6 | 64 | 1本 | 3.0 | |
| セミドライ | 10 | 0.3 | 34 | 1枚 | 2.6 | ソフトサラミを含む |
| ドライ | 10 | 0.2 | 50 | 1枚 | 2.1 | サラミを含む |
| フランクフルト | 50 | 3.1 | 149 | 1本 | 6.2 | |
| 焼き豚 | 30 | 1.5 | 52 | 3枚 | 5.1 | |
| 合鴨皮つき | 50 | 0.1 | 167 | | 0.1 | |
| 鶏肉手羽皮つき | 100 | 0.0 | 195 | | 0.0 | |
| 鶏肉むね皮付き | 100 | 0.0 | 244 | | 0.0 | |
| 鶏肉むね皮なし | 100 | 0.0 | 121 | | 0.0 | |
| 鶏肉もも皮付き | 100 | 0.0 | 253 | | 0.0 | |
| 鶏肉もも皮なし | 100 | 0.0 | 138 | | 0.0 | |
| ささみ | 100 | 0.0 | 114 | | 0.0 | |
| 鶏ひき肉 | 100 | 0.0 | 166 | | 0.0 | |
| 鶏心臓 | 50 | 0.0 | 104 | | 0.0 | |
| 鶏肝臓 | 50 | 0.3 | 56 | | 0.6 | |
| 鶏すなぎも | 50 | 0.0 | 47 | 2個 | 0.0 | |

### ▶ 卵類

| 食品名 | 常用量(g) | 糖質量(g) | 熱量(kcal) | 目安 | 100g当り糖質量 | 備考 |
|---|---|---|---|---|---|---|
| 卵 | 50 | 0.2 | 76 | 1個 | 0.3 | 廃棄15%　1個=60g |
| うずら卵 | 10 | 0.0 | 18 | | 0.3 | 廃棄15%　1個=12g |
| ピータン | 68 | 0.0 | 146 | 1個 | 0.0 | 廃棄15%　殻付き1個80g |

**巻末附録** 食材の糖質量リスト

| 食品名 | 常用量(g) | 糖質量(g) | 熱量(kcal) | 目安 | 100g当り糖質量 | 備考 |
|---|---|---|---|---|---|---|
| ▶ 魚介類と魚介加工品 | | | | | | |
| あじ | 70 | 0.1 | 85 | 1切れ | 0.1 | 廃棄55% 1尾=150g |
| あじ・開き干し | 65 | 0.1 | 109 | 1枚 | 0.1 | 廃棄35% 1枚=100g |
| 蒸しあなご | 60 | 0.0 | 116 | 2切れ | 0.0 | |
| いわし | 65 | 0.2 | 88 | 1尾 | 0.3 | 廃棄35% 1尾=100g(20cm) |
| ちりめん微乾燥 | 50 | 0.1 | 57 | | 0.2 | 1カップ弱 |
| オイルサーディン | 20 | 0.1 | 72 | 3尾 | 0.3 | |
| うなぎ白焼き | 60 | 0.1 | 199 | 2切れ | 0.1 | 1串=120g |
| うなぎかば焼き | 60 | 1.9 | 176 | 2切れ | 3.1 | |
| かつお | 60 | 0.1 | 68 | お刺身5切れ | 0.1 | |
| めいたかれい | 75 | 0.1 | 71 | 5枚おろし お刺身 | 0.1 | 廃棄50% 1尾=150g |
| 干しかれい | 60 | 0.0 | 70 | | 0.0 | 廃棄40% 1枚=100g |
| きす | 30 | 0.0 | 26 | | 0.1 | 廃棄50% 1尾=60g |
| 塩鮭 | 100 | 0.1 | 199 | 1切れ | 0.1 | |
| スモークサーモン | 20 | 0.0 | 32 | 1枚 | 0.1 | |
| さば | 100 | 0.3 | 202 | 1切れ | 0.3 | |
| さわら | 100 | 0.1 | 177 | 1切れ | 0.1 | |
| さんま | 85 | 0.1 | 264 | 1尾 | 0.1 | 廃棄30% 1尾=120g |
| ししゃも | 50 | 0.1 | 83 | 2尾 | 0.2 | |
| したびらめ | 110 | 0.0 | 106 | 1尾 | 0.0 | 廃棄45% 1尾=200g |
| たい | 100 | 0.1 | 194 | 1切れ | 0.1 | |
| ぶり | 100 | 0.3 | 257 | 1切れ | 0.3 | |
| まぐろ | 60 | 0.1 | 211 | お刺身5切れ | 0.1 | |
| まぐろ油漬け | 50 | 0.1 | 134 | サラダ1食分 | 0.1 | |
| わかさぎ | 80 | 0.1 | 62 | 5尾 | 0.1 | |
| あかがい | 20 | 0.7 | 15 | | 3.5 | 廃棄75% 殻付き80g |
| あさり | 60 | 0.2 | 18 | | 0.4 | 廃棄60% 殻付き150g |
| あわび | 135 | 5.4 | 99 | | 4.0 | 廃棄55% 殻付き300g |
| かき | 15 | 0.7 | 9 | | 4.7 | 廃棄75% 殻付き60g |
| さざえ | 30 | 0.2 | 27 | 刺身 | 0.8 | 廃棄85% 殻付200g |
| 蜆 | 30 | 1.3 | 15 | 味噌汁1杯分 | 4.3 | 廃棄75% 殻付120g |
| とりがい | 10 | 0.7 | 9 | 2枚 | 6.9 | |
| 貝柱 | 25 | 1.2 | 24 | 正味1個 | 4.9 | |
| 車えび | 30 | 0.0 | 29 | 1尾 | 0.0 | 廃棄55% 大1尾=70g |
| たらばかにゆで | 80 | 0.2 | 64 | | 0.2 | 廃棄60% 足4本200g |
| するめいか | 225 | 0.5 | 198 | 1ぱい | 0.2 | 廃棄25% 1ぱい300g |
| ゆでほたるいか | 60 | 0.2 | 62 | 1食分 | 0.4 | |
| するめ | 30 | 0.1 | 100 | つまみ1食分 | 0.4 | |
| いくら | 17 | 0.0 | 46 | 大1 | 0.2 | |
| 塩辛 | 20 | 1.3 | 23 | 大1 | 6.5 | |
| ゆでたこ | 100 | 0.1 | 99 | 足1本 | 0.1 | |
| うに | 5 | 0.2 | 6 | 1片 | 3.3 | |
| 練りうに | 16 | 3.6 | 27 | 大1 | 22.4 | |
| くらげ 塩蔵、塩抜き | 20 | 0.0 | 4 | 和え物1食分 | 0.0 | |
| たらこ | 45 | 0.2 | 63 | 1腹 | 0.4 | |
| ▶ 練り製品 | | | | | | |
| 蒸しかまぼこ | 20 | 1.9 | 19 | 1cm | 9.7 | 1本=200g |
| かに風味かまぼこ | 20 | 1.8 | 18 | 1本 | 9.2 | |
| 焼きちくわ | 20 | 2.7 | 24 | ¼本 | 13.5 | 1本=90g |
| はんぺん | 25 | 2.9 | 24 | ¼枚 | 11.4 | 大1枚=100g |
| さつまあげ | 40 | 5.6 | 56 | ½個 | 13.9 | 1枚=75g |
| 魚肉ソーセージ | 40 | 5.0 | 64 | ½本 | 12.6 | 1本=75g |

## Profile

**江部 康二**（えべ こうじ）　(財)高雄病院理事長

1950年京都府生まれ。1974年京都大学医学部卒業。1974年から京都大学胸部疾患研究所第一内科（現在京大呼吸器内科）にて呼吸器科を学ぶ。1978年から高雄病院に医局長として勤務。1996年副院長就任。1999年高雄病院に糖質制限食導入。2000年理事長就任。2001年から本格的に糖質制限食に取り組む。

内科医／漢方医／(財)高雄病院理事長／NPO法人 糖質制限食ネット・リボーン理事長。

2002年に自ら糖尿病であると気づいて以来、さらに糖尿病治療の研究に力を注ぎ、「糖質制限食」の体系を確立。これにより自身の糖尿病を克服。

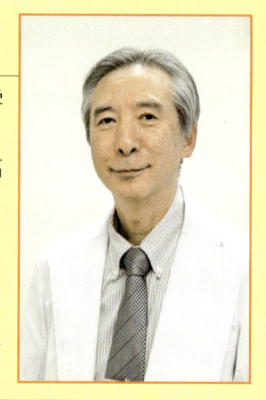

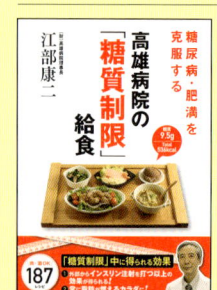

〈著書〉
高雄病院に教育入院しないと食べられない、『糖質制限給食』の夕食レシピを公開。
『糖尿病・肥満を克服する 高雄病院の「糖質制限」給食』（講談社）など多数。

ブログ『ドクター江部の糖尿病徒然日記』は日に10000件のアクセスがあり、糖尿病の方やそのご家族から寄せられた質問への回答や、糖尿病・糖質制限食に関する情報の発信に、日々尽力している。
● ブログ『ドクター江部の糖尿病徒然日記』
http://koujiebe.blog95.fc2.com/
● 糖質制限食材お取り寄せ『糖質制限.com』
http://www.toushitsuseigen.com/　☎ 075-873-2170

---

高雄病院　Dr.江部が食べている
## 「糖質制限」ダイエット 1ヵ月献立レシピ109

2013年1月24日　第1刷発行
2024年7月16日　第10刷発行

著　者　江部康二（えべこうじ）
発行者　清田　則子
発行所　株式会社講談社
　　　　〒112-8001　東京都文京区音羽2-12-21
　　　　販売　TEL03-5395-3606
　　　　業務　TEL03-5395-3615
編　集　株式会社 講談社エディトリアル
代　表　堺　公江
　　　　〒112-0013　東京都文京区音羽1-17-18　護国寺SIAビル6F
　　　　編集　TEL03-5319-2171
印刷所　NISSHA株式会社
製本所　大口製本印刷株式会社

定価はカバーに表示してあります。
本書のコピー、スキャン、デジタル化等の無断複製は著作権法上での例外を除き禁じられております。
本書を代行業者等の第三者に依頼してスキャンやデジタル化することはたとえ個人や家庭内の利用でも著作権法違反です。
落丁本・乱丁本は、購入書店名を明記の上、講談社業務あてにお送りください。
送料小社負担にてお取り替えいたします。
なお、この本についてのお問い合わせは、講談社エディトリアルあてにお願いいたします。

©Koji Ebe 2013 Printed in Japan
N.D.C.645 95p 26cm ISBN978-4-06-218177-8